Tanvi Shah
Amitha Hegde
Manju Gopakumar

Instrumentação rotativa na dentição decídua

AF526309

Tanvi Shah
Amitha Hegde
Manju Gopakumar

Instrumentação rotativa na dentição decídua

ScienciaScripts

Imprint

Any brand names and product names mentioned in this book are subject to trademark, brand or patent protection and are trademarks or registered trademarks of their respective holders. The use of brand names, product names, common names, trade names, product descriptions etc. even without a particular marking in this work is in no way to be construed to mean that such names may be regarded as unrestricted in respect of trademark and brand protection legislation and could thus be used by anyone.

Cover image: www.ingimage.com

This book is a translation from the original published under ISBN 978-3-659-64002-5.

Publisher:
Sciencia Scripts
is a trademark of
Dodo Books Indian Ocean Ltd. and OmniScriptum S.R.L publishing group

120 High Road, East Finchley, London, N2 9ED, United Kingdom
Str. Armeneasca 28/1, office 1, Chisinau MD-2012, Republic of Moldova, Europe
Printed at: see last page
ISBN: 978-620-8-34933-2

Copyright © Tanvi Shah, Amitha Hegde, Manju Gopakumar
Copyright © 2024 Dodo Books Indian Ocean Ltd. and OmniScriptum S.R.L publishing group

Índice:

INSTRUMENTAÇÃO ROTATIVA EM DENTIÇÃO DECÍDUA

Capítulo 1

I. INTRODUÇÃO

A cárie dentária é uma das doenças dentárias debilitantes mais comuns, que rapidamente incapacita o paciente por envolver a polpa. É essencial tratar a inflamação pulpar e preservar a integridade da dentição decídua para: 1) Ajudar na mastigação; 2) Preservar os dentes envolvidos na polpa na ausência de um dente de substituição; 3) Prevenir hábitos linguísticos aberrantes; 4) Prevenir possíveis problemas de fala; 5) Manter a estética; 6) Prevenir efeitos psicológicos e 7) Manter o tempo normal de erupção do dente permanente. [1]

Os dentes decíduos apresentam alguns desafios anatómicos em comparação com os permanentes, como o tamanho mais pequeno, a menor espessura do esmalte e da dentina, raízes curtas e muito divergentes com canais tortuosos, curvos e em forma de fita e paredes dentinárias moles, o que os torna propensos à perfuração. A constrição cervical resulta na formação de prateleiras dentinárias perto do orifício.[2]

Alguns factores adicionais também são responsáveis pela alteração da anatomia radicular, como a formação secundária e a reabsorção radicular fisiológica, que reconfiguram o sistema radicular. A inflamação pulpar e patológica pode causar reabsorção radicular fisiológica programada e complicar ainda mais a morfologia.[3,4]

Um procedimento prático de pulpectomia deve incluir as seguintes caraterísticas:
1) Procedimento simples e rápido, 2) Tempos de tratamento curtos 3) Número mínimo de consultas 4) Desbridamento efetivo dos canais sem enfraquecer a estrutura do dente ou pôr em perigo os dentes permanentes subjacentes 5) Poucas complicações do procedimento e 6) Restauração do dente para manter a função.[5]

Tradicionalmente, a instrumentação do canal radicular é efectuada com limas, alargadores, brocas e instrumentos sónicos. Os instrumentos manuais são os mais utilizados. No entanto, estes têm certas limitações, tais como uma eficiência de limpeza reduzida, erros iatrogénicos como a possível formação de saliências, perfurações, compactação da dentina, falha do instrumento, fecho de correr, transporte do canal e obstrução apical, fadiga do doente e do operador, etc. Para ajudar a ultrapassar estes inconvenientes, foram fabricados vários instrumentos endodônticos, de tal modo que a última década foi testemunha de um crescimento fenomenal da tecnologia endodôntica. A principal destas tecnologias é a instrumentação rotativa de níquel titânio (NiTi)...

O NiTi foi desenvolvido por W.F. Buehler em 1960, que é uma liga não magnética, resistente ao sal e à prova de água.[7] Mais tarde, na década de 1980, a instrumentação rotativa com NiTi foi amplamente aceite como eficiente e eficaz para a terapia pulpar em dentes permanentes. Barr et al, em 1999, descreveram pela primeira vez esta técnica em dentes decíduos utilizando o sistema ProFile.[8] As limas de liga de NiTi tinham memória de forma, alta resiliência, resistência à corrosão e super elasticidade. A sua capacidade de rodar sobre o seu próprio eixo no canal reduz qualquer risco ou dano à anatomia do canal. Não precisam de ser pré-curvados devido à memória elástica. A utilização de um motor ativado reduz o tempo de tratamento, bem como o cansaço do operador e do paciente. No entanto, o dilema potencial é que a capacidade de centragem durante a rotação pode deixar áreas sujas e tecido infetado nas barbatanas 9 e no istmo.

O clínico é bombardeado com uma variedade de novos produtos e técnicas concebidos para tornar o tratamento mais rápido e eficaz. Assim, torna-se pertinente compreender as caraterísticas únicas de cada sistema de lima rotativa, as suas vantagens e desvantagens em relação a outros sistemas, a seleção de casos e as modificações em relação ao convencional, quando utilizado na dentição decídua.

Capítulo 2

II. HISTÓRIA

- Década de 1960 - Níquel-Titânio desenvolvido pela primeira vez por W.F. Buehler e Wang
- No início da década de 1960, W. F. Buehler e Wang desenvolveram uma liga de níquel-titânio, não magnética, resistente ao sal e impermeável, para o programa espacial do Naval Ordnance Laboratory em Silver Springs, Maryland, EUA. As propriedades termodinâmicas desta liga intermetálica revelaram-se capazes de produzir um efeito de memória de forma quando se efectuava um tratamento térmico específico e controlado.[10] A liga foi designada Nitinol, um acrónimo dos elementos que compõem o material: Ni para níquel, Ti para titânio e Nol do Naval Ordnance Laboratory.
- No início de 1975, Civjan e colaboradores relataram as aplicações potenciais das ligas NiTi contendo 55% e 60% de níquel em peso.[11]
- 1988- Níquel-Titânio introduzido na endodontia pelo Dr. Walia et al[12]
- Em maio de 1992, Serene apresentou estes ficheiros aos estudantes da Faculdade de Medicina Dentária da Universidade de Medicina da Carolina do Sul[13]
- 1992- Série ProFile 29 patenteada pelo Dr. Herbert Schilder
- 1992- A Maillefer introduziu os Flexogates
- 1994- Limas cónicas ProFile 0.04, 0.06 por Ben Johnson
- 1994- Sistema de velocidade da luz introduzido por S. Senia e W. Wildey
- 1996- Ficheiros de maior diâmetro propostos por Steven Buchnan
- 1999- Série de corridas introduzida pelo Dr. Mcspadden
- 1999- BARR et al utilizaram pela primeira vez instrumentos rotativos ProFile na dentição decídua

  e apresentou um relato de caso sobre as vantagens e desvantagens do mesmo.
- 2000- Série Quantec introduzida pelo Dr. Ronald Martin
- 2001 - Sistema de próteses introduzido pela Dentsply com base na ideia proposta pelo Dr. Ruddle
- 2001 -HeroShapers introduzidos pela Micromega
- 2002- introduzido o sistema de ficheiros K3 por Mc Spadden
- 2003- O sistema de ficheiros Mtwo foi introduzido pela VWD
- 2004- Sistema de ficheiros Endosequence introduzido pela Real World Endo
- 2008- Ficheiros retorcidos por Sybron Endo
- 2010- Sistema de ficheiros Hyflex da Colten/Endo
- 2011- iRace por FKG Dentaire
- 2010- Sistema de ficheiros auto-ajustável (SAF) da ReDent, Raanana, Israel
- 2010- Uma forma por MicroMega
- 2010 -Wave one da Dentsply Maillefer
- 2013- ProTaper Next da Dentsply Maillefer
- 2015- Seda por Mani
- 2015- ESX por Brasseler USA

Capítulo 3

III. CLASSIFICAÇÃO DOS INSTRUMENTOS ENDODÔNTICOS

1. **Classificação de Grossman:**[16] De acordo com a função
   i. **Exploração** - brocas lisas e exploradores endodônticos (utilizados para localizar o orifício do canal e para determinar a direção e a patência do canal radicular)
   ii. **Desbridamento ou extirpação** - Brocas farpadas (Utilizadas para extirpar a polpa e para remover detritos e outros materiais estranhos.
   iii. **Limpeza e modelação** - Alargadores e limas (utilizados para modelar o espaço do canal)
   iv. **Obturador** - Pluggers, spreaders e lentulospirals (Para cimentar e embalar pontos de guta-percha no espaço do canal)
2. **Classificação ISO e FDI dos instrumentos endodônticos:**[17]
   - **Grupo I: Apenas para uso manual** - limas do tipo K, limas do tipo H, limas do tipo R, brochas, escareadores e espátulas
   - **Grupo II: Instrumentos acionados por motor - O punho** foi substituído por um adaptador do tipo trinco para inserção na peça de mão contra-ângulo. Semelhante aos instrumentos do grupo 1. Por exemplo: Instrumentos rotativos Niti, enchimentos de pasta (lentulospirais)
   - **Grupo III: Instrumentos endodônticos acionados por motor**: trinco, eixo e cabeça operatória, todos feitos de uma única peça. Ex. Gates Glidden, alargadores Peezo
   - **Grupo IV: Pontas endodônticas: pontas** de guta-percha, pontas de prata, pontas de papel
3. **Classificação dos instrumentos endodônticos por Cohen:**[18]

Os instrumentos endodônticos para a preparação dos canais radiculares podem ser divididos em seis grupos

- **Grupo 1** - Instrumentos de acionamento manual, tais como brocas farpadas e instrumentos de tipo K e H
- **Grupo 2** - Instrumentos de baixa velocidade com uma fixação do tipo trinco. Os instrumentos típicos deste grupo são as brocas Gates Glidden e os alargadores Peizo, que são normalmente utilizados na parte coronal do canal e nunca na curvatura do canal.
- **Grupo 3** - Instrumentos rotativos de níquel-titânio acionados por motor. São constituídos por um

  Lâmina rotativa que pode ser utilizada em canais radiculares curvos e adaptar-se a eles. A maioria dos instrumentos motorizados atualmente disponíveis pertence a este grupo.
- **Grupo 4** - Instrumentos acionados por motor que se adaptam tridimensionalmente à forma do canal. Tal como outros instrumentos rotativos de níquel-titânio, adaptam-se à forma do canal radicular longitudinalmente, mas adicionalmente adaptam-se também à secção transversal do canal radicular. Atualmente, existe apenas um instrumento neste grupo: a lima auto-ajustável (SAF; ReDent-Nova, Raanana, Israel)
- **Grupo 5-** Instrumentos alternativos acionados por motor
  Grupo 6 - Instrumentos ultra-sónicos

Capítulo 4

IV. METALURGIA, PROPRIEDADES FÍSICAS E CARACTERÍSTICAS DE CONCEPÇÃO

O comportamento super-elástico dos fios de Nitinol significa que, ao serem descarregados, voltam à sua forma original antes da deformação. Como a liga tem uma maior resistência e um módulo de elasticidade mais baixo em comparação com o aço inoxidável, pode haver uma vantagem na utilização de instrumentos de NiTi durante a preparação de canais radiculares curvos, porque as limas não se deformam permanentemente tão facilmente como aconteceria com as ligas tradicionais[20]

As ligas de níquel-titânio utilizadas no tratamento de canais radiculares contêm aproximadamente 56% (peso) de níquel e 44% (peso) de titânio.[21] As duas caraterísticas únicas que são relevantes para a medicina dentária clínica ocorrem como resultado da transição de austenite para martensite na liga, estas caraterísticas são designadas como memória de forma e superelasticidade.

ESTRUTURA DO NÍQUEL TITÂNIO

A estrutura cristalina da liga NiTi a altas temperaturas (100 °C) é uma estrutura estável de cubos centrados no corpo, denominada fase austenítica ou fase parental. Ao arrefecer esta fase a uma temperatura específica, designada por intervalo de temperatura de transformação, forma uma fase hexagonal estreitamente compactada, designada por fase de martensite.[22] A fase martensite pode voltar a ser transformada em fase austenite por aquecimento a uma temperatura de 125 °C ou sob tensão.

A liga austenítica, quando arrefecida através de um intervalo crítico de temperatura de transformação (TTR), apresenta alterações drásticas no seu módulo de elasticidade (rigidez), na tensão de cedência e na resistividade eléctrica, em resultado de alterações na ligação eletrónica. Ao reduzir ou arrefecer a temperatura através deste intervalo, há uma alteração na estrutura cristalina que é conhecida como transformação martensítica, a quantidade desta transformação é uma função da temperatura inicial (Ms) e final (Mf).[23] A liga NiTi é mais dúctil na fase martensítica do que na fase austenítica. Este fenómeno provoca uma alteração das propriedades físicas da liga e dá origem à caraterística de memória de forma.[23]

A deformação pode ser revertida aquecendo a liga acima da TTR (intervalo de temperatura de transformação reversa ou RTTR), o que faz com que as propriedades da liga NiTi voltem aos seus valores anteriores a temperaturas mais elevadas (Fig. 1). A liga retoma a fase de austenite original com uma condição de energia estável. O movimento atómico total entre planos de átomos adjacentes é inferior a uma distância interatómica completa quando se baseia em disposições normais da rede atómica. Este fenómeno é designado por memória de forma e permite que a liga regresse à sua forma anterior através da formação de ligações electrónicas fortes, direcionais e energéticas para fazer regressar os átomos deslocados às suas posições anteriores; o efeito desta transformação é instantâneo.

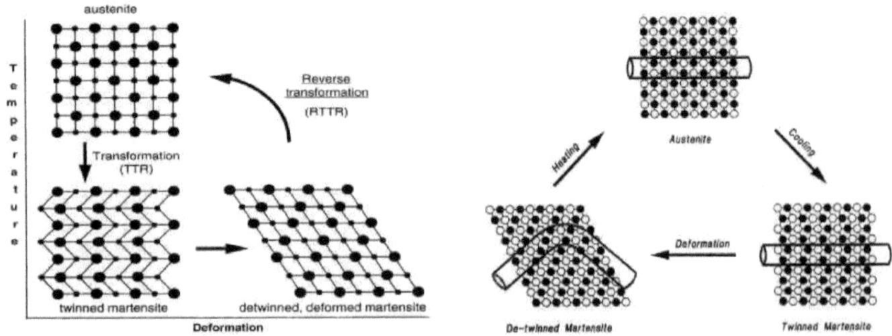

Figura 1: Representação esquemática da transformação martensítica e do efeito de memória de

forma da liga NiTi.

A transformação da fase austenite em martensite devido a alterações de tensão e temperatura dá origem a duas caraterísticas únicas de relevância clínica.

1. Memória de forma 2. Super elasticidade / Psuedo elasticidade

> **Memória de forma**

A capacidade do material de voltar à sua forma original é conhecida como memória de forma. A aplicação deste fenómeno na endodontia pode traduzir-se na capacidade de remover qualquer deformação nos instrumentos de níquel-titânio, aquecendo-os acima da temperatura de transição de 125°C [13]

> **Superelasticidade /Pseudoelasticidade**

A transição de austentite e martensite por tensão (como se vê durante a preparação do canal radicular) produz a propriedade de superelasticidade para os instrumentos de NiTi. Quando são induzidas tensões no NiTi, ocorre uma transformação de martensite induzida por tensão. Esta volta a ser austenítica assim que as tensões são removidas.[10]

CARACTERÍSTICAS DE CONCEPÇÃO DAS LIMAS ROTATIVAS NITI

Existem muitas limas rotativas NiTi disponíveis no mercado, mas os princípios básicos do design são discutidos em primeiro lugar.

i. Desenho da ponta
ii. Ancinho
iii. Cónico
iv. Ângulo radial
v. Ângulo helicoidal
vi. Pitch

1) Desenho da ponta

Um instrumento de corte rotativo pode ter uma ponta cortante ou não cortante. As pontas de corte das limas rotativas tornam-nas demasiado agressivas. Uma vantagem da ponta de corte é que tem a capacidade de entrar em canais estreitos e algo calcificados, mas também tem uma desvantagem: se acidentalmente se prolongar (para além da extremidade do dente), ao retrair a lima, criará geralmente um rasgão elíptico que é muito difícil de reparar e obturar e também tem a possibilidade distinta de se transportar se a lima for mantida ao longo de qualquer período de tempo.[24]

Pontas não cortantes	Perfil, Greater Taper(GT), K3, Hero 642 RaCe
Dicas de corte	Sistema Protaper - Limas de moldagem com pontas parcialmente activas enquanto as limas de acabamento têm pontas não cortantes

2) Cónico

Enquanto os instrumentos manuais têm uma conicidade de 0,02 mm (2%) de acordo com as normas ISO, os instrumentos rotativos de NiTi têm várias conicidades, por exemplo, 4%, 6%, 8%, 12%, etc. [25] Existem duas formas de modelar um canal: primeiro, a instrumentação de um canal radicular utilizando limas com a mesma conicidade mas com diâmetros de ponta apical variáveis. Uma lima rotativa de conicidade constante seria o *perfil de conicidade* .04 que tem uma conicidade constante (.04) mas tem diâmetros de ponta apical variáveis. Em segundo lugar, a instrumentação do canal radicular com cones variáveis ou graduados. Estas limas têm um tamanho de ponta apical constante, mas a sua conicidade varia de pequenas a grandes conicidades

A ideia por detrás dos cones variáveis ou graduados é que cada lima sucessiva está a envolver apenas um aspeto mínimo da parede do canal. Por conseguinte, a resistência à fricção e a carga de torção são reduzidas e é necessário menos binário para fazer funcionar corretamente a lima.

Cone constante	Série GT, K3,RaCe
Cone variável	Ficheiro Protaper

3) Ângulo de inclinação

O ângulo de ataque é o ângulo formado pela aresta de corte e uma secção transversal perpendicular ao eixo longo do instrumento. O ângulo de corte, por outro lado, é o ângulo formado pela aresta de corte e um raio quando a lima é seccionada perpendicularmente à aresta de corte. Se o ângulo formado pelo gume e a superfície a cortar for obtuso, diz-se que o ângulo de ataque é positivo ou de corte. Se o ângulo formado pelo gume e a superfície a cortar for agudo, diz-se que o ângulo de ataque é negativo ou de raspagem.

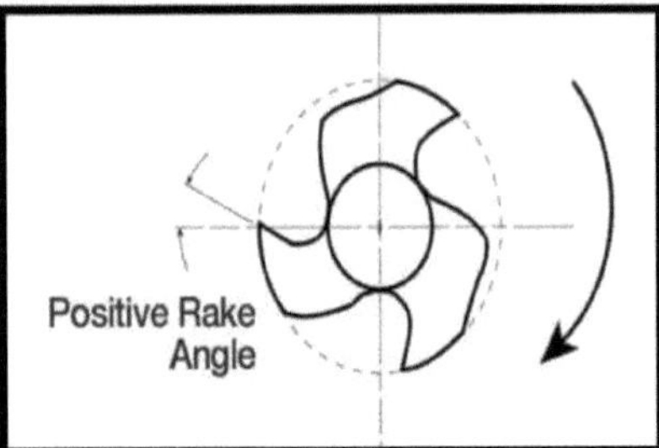

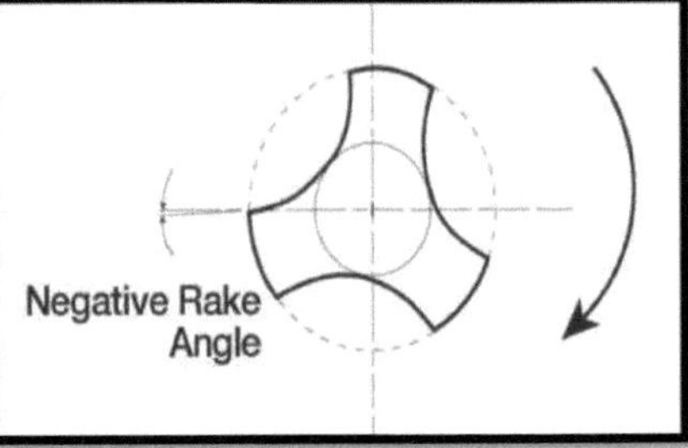

Ângulo de inclinação positivo	K3, ProTaper, Hero 642, RaCe e Flex Mestre
Anjo de ancinho neutro	Velocidade da luz e GT
Ângulo de inclinação negativo	Perfil

4) Terreno radial

Uma terra radial é uma superfície que se projecta axialmente a partir do eixo central, entre os canais, até à aresta de corte. A melhor maneira de explicar isto é o apoio da lâmina. Quanto menor for o apoio da lâmina (a quantidade de metal por detrás da aresta de corte), menor será a resistência do instrumento às tensões de torção ou de rotação. É a combinação de uma ponta não cortante e de uma terra radial que mantém uma lima centrada no canal. A maioria das limas rotativas obtém a sua resistência da massa de material no núcleo. A resistência periférica também pode ser adicionada a uma lima aumentando a largura da superfície radial. O relevo periférico da lâmina também ajuda a controlar a profundidade do corte. Isto ajuda a proteger a lima contra o engate excessivo e as separações.

Terreno radial largo	K3

Sem terreno radial	Protaper, Herói 642, Endosequência, Raça

5) Ângulo helicoidal

O ângulo helicoidal é o ângulo que a aresta de corte faz com o eixo longo da lima. As limas com um ângulo de flauta helicoidal constante permitem a acumulação de detritos, particularmente na parte coronal da lima. Além disso, as limas que mantêm o mesmo ângulo helicoidal ao longo de todo o comprimento de trabalho serão mais susceptíveis ao efeito de forças de "enroscamento". [26] Ao variar os ângulos dos canais, os detritos serão removidos de forma mais eficiente e a lima terá menos probabilidades de se enroscar no canal. A lima RaCe é única e utiliza um "desenho helicoidal alternado" que
reduz o binário de rotação através da utilização de partes espiraladas e não espiraladas ao longo do comprimento de trabalho.[27]

6) Pitch

É a distância entre um ponto do bordo de ataque e o ponto correspondente do bordo de ataque adjacente ou pode ser a distância entre pontos correspondentes dentro dos quais o padrão não se repete. O passo é o número de espirais ou fios por unidade de comprimento.

O resultado de um passo constante e de ângulos helicoidais constantes é um "puxar para baixo" ou "sugar para dentro" do canal. Isto é particularmente significativo na instrumentação rotativa quando se utilizam limas com um cone constante. Outros sistemas de limas com passo variável são GT (maior conicidade), Pro Taper, RaCe. O ProTaper tem um passo e um ângulo helicoidal que mudam continuamente, o que reduz o efeito de aparafusamento. O RaCe apresenta um conjunto de arestas de corte que alterna com um segundo conjunto, com um passo num ângulo diferente. Consequentemente, existem duas arestas de corte diferentes numa lima. A haste de corte utiliza um design em espiral alternada. Isto resulta em ângulos helicoidais variáveis juntamente com um passo variável. O perfil tem um passo constante em toda a sua haste de corte.

Passo constante	Perfil
Passo variável	K3,Race, Protaper

7) Flauta

É a ranhura na superfície de trabalho entre as arestas de corte utilizada para recolher tecidos moles e lascas de dentina removidas da parede do canal. A eficácia da flauta depende da sua profundidade, largura, configuração e acabamento da superfície.

Capítulo 5

V. GERAÇÕES DE INSTRUMENTOS ROTATIVOS

O primeiro instrumento rotativo de NiTi foi lançado no mercado por volta de 1992. Os sistemas de limas rotativas de NiTi foram classificados em gerações com base nas suas caraterísticas mecânicas[19]

Primeira geração

As limas de Ni-Ti da primeira geração têm terras radiais de corte passivas, que ajudavam a lima a manter-se centrada nas curvaturas do canal e cones fixos de 4% e 6% ao longo do comprimento das suas lâminas activas. Esta geração de tecnologia exigia numerosas limas para atingir os objectivos da preparação. Em meados e finais dos anos 90, as limas GT (DENTSPLY Tulsa Dental Specialties) ficaram disponíveis, proporcionando uma conicidade fixa numa única lima de 6%, 8%, 10% e 12%.

1ª geração - Perfil, maior conicidade

Segunda geração

A segunda geração de limas rotativas de Ni-Ti chegou ao mercado em 2001. A distinção fundamental desta geração de instrumentos é que têm arestas de corte activas e requerem menos instrumentos para preparar completamente um canal. Para desencorajar o bloqueio do cone e o efeito de parafuso resultante associado aos instrumentos de corte de Ni-Ti cónicos fixos passivos e activos, o EndoSequence (Brasseler USA) e o BioRaCe (FKG Dentaire) fornecem linhas de lima com pontos de contacto alternados. Embora esta caraterística se destine a atenuar o bloqueio do cone, estas linhas de limas continuam a ter um design cónico fixo nas suas partes activas. O avanço clínico ocorreu quando o ProTaper (DENTSPLY Tulsa Dental Specialties) chegou ao mercado, utilizando várias percentagens de conicidade crescentes ou decrescentes numa única lima. Este desenho revolucionário, progressivamente cónico, limita a ação de corte de cada lima a uma região específica do canal e permite uma sequência mais curta de limas para produzir com segurança formas Schilderianas profundas.

Durante este período, os fabricantes começaram a concentrar-se noutros métodos para aumentar a resistência à separação das limas. Alguns fabricantes electropoliam as suas limas para remover as irregularidades da superfície causadas pelo processo de retificação tradicional. No entanto, foi clinicamente observado e cientificamente relatado que o electropolimento embota as arestas de corte afiadas. Como tal, as vantagens percebidas do electropolimento foram compensadas pela pressão interna mais indesejável necessária para avançar uma lima até ao comprimento. A pressão interna excessiva, especialmente quando se utilizam limas cónicas fixas, convida ao bloqueio do cone, ao efeito de parafuso e ao binário excessivo numa lima rotativa durante o trabalho. Para compensar as deficiências em geral, ou as ineficiências resultantes do electropolimento, foram disponibilizados mais desenhos de secções transversais e defendidas velocidades mais elevadas.

2ª geração - Race, BioRace, Endosequence, Protaper

Terceira geração

As melhorias na metalurgia do Ni-Ti tornaram-se a marca registada da terceira geração de limas de moldagem mecânica. Em 2007, os fabricantes começaram a concentrar-se na utilização de métodos de aquecimento e arrefecimento para reduzir a fadiga cíclica e melhorar a segurança quando os instrumentos rotativos de Ni-Ti trabalham em canais mais curvos. O ponto de transição de fase pretendido entre a martensite e a austenite pode ser identificado para produzir um metal clinicamente mais adequado do que o próprio Ni-Ti.

3rd generation - Limas Twister, Hyflex, Vortex

Quarta geração

Outro avanço utiliza a reciprocidade, que pode ser definida como qualquer movimento repetitivo para cima e para baixo ou para trás e para a frente. Blanc, um dentista francês, introduziu esta tecnologia pela primeira vez no final da década de 1950. Atualmente, o M4 (Axis|SybronEndo), o Endo-Express (Essential Dental Systems) e o Endo-Eze (Ultradent Products) são exemplos de sistemas que utilizam um movimento em que os graus de rotação no sentido dos ponteiros do relógio e no sentido contrário ao dos ponteiros do relógio são absolutamente iguais. Em comparação com a rotação completa, uma lima recíproca que utiliza um movimento bidirecional igual requer mais pressão para dentro para progredir, não corta tão eficazmente como uma lima rotativa do mesmo tamanho e é mais limitada na recolha de detritos para fora do canal.

De longe, o conceito mais popular de lima única é denominado WaveOne e RECIPROC (VDW). A WaveOne representa uma convergência das melhores caraterísticas de design da segunda e terceira gerações de limas, juntamente com um motor alternativo que acciona qualquer lima em ângulos bidireccionais desiguais. O ângulo de engate no sentido anti-horário é 5 vezes o ângulo de desengate no sentido horário e foi concebido para ser inferior ao limite elástico da lima. Estrategicamente, após 3 ciclos de corte no sentido anti-horário e horário, a lima terá rodado 360°

4th geração - SAF (Re Dent Nova), WaveOne e RECIPROC

Quinta Geração

A quinta geração de limas de modelagem foi concebida de forma a que o centro de massa e/ou o centro de rotação estejam deslocados, o que, em rotação, produz uma onda mecânica de movimento que se desloca ao longo do comprimento ativo da lima. Isto minimiza ainda mais o contacto entre a lima e a dentina, melhora a remoção de detritos de um canal e melhora a flexibilidade ao longo da parte ativa de uma lima ProTaper Next (DENTSPLY Tulsa Dental Specialties).

5th geração - Revo-S (Medidenta), One Shape e o sistema de ficheiros Protaper Next.

Capítulo 6

VI. SISTEMAS ROTATIVOS

Foi fabricada uma vasta gama de sistemas rotativos para ultrapassar as deficiências dos anteriores. Cada sistema alarga o horizonte do tratamento endodôntico. Cada sistema tem os seus prós e contras. Os principais sistemas aqui abordados são

1. Ficheiros Light Speed10
2. Série de perfis11
3. Série GT12
4. RACE13
5. Quantec14
6. Flexmaster15
7. Forma ProTaper16
8. ProTaperNext17
9. Herói 64218

. K3
. Mtwo
. Endosequência
. Hyflex
. Twisted ficheiros
. One ficheiro NiTi
. One
. WaveOne
. SAF

1) SISTEMA DE VELOCIDADE DA LUZ

Instrumentos endodônticos acionados por motor chamados instrumentos Light speed (instrumentos Light speed, San Antonia, Texas). A tecnologia Light Speed foi desenvolvida pelo ***Dr. Steve Senia e*** pelo ***Dr. William Wildey*** no início da década de 1990 e é um dos primeiros instrumentos rotativos NiTi desenvolvidos. Este desenho foi utilizado originalmente para melhorar a flexibilidade das limas de aço inoxidável.[28]

Sequência e conceção de instrumentos

> **Tamanhos**

Conjunto de 26 instrumentos de tamanhos 20 a 140 (normalizados ISO)

Comprimentos 21, 25, 31 mm

Além disso, os instrumentos de velocidade da luz têm meias dimensões

1. 22,5 entre 20 e 25
2. 27,5 entre 25 e 30
3. 32,5 entre 30 e 35
4. 57,5 entre 55 e 60 anos
5. 65 entre 60 e 70

> **Caraterísticas de conceção** [28]

As suas caraterísticas únicas incluem as suas dimensões, cabeças de corte curtas e veios longos não cortantes e sem cone.

1. As cabeças de corte de velocidade ligeira são concebidas para funcionar no sentido dos ponteiros do relógio e têm três faces radiais e três ranhuras em espiral em forma de U entre as faces radiais
2. As superfícies de corte do tamanho mais pequeno (tamanho 20) e do maior (tamanho 140) têm 0,25 e 2,25 mm de comprimento, respetivamente.
3. Têm uma haste fina, sem cone e não cortante. Este desenho maximiza a flexibilidade do NiTi e permite que os instrumentos sejam curvados nos planos bucolingual e mesio-distal.
4. A fina haste de níquel sem cone alarga-se numa extremidade para se tornar a haste, que por sua vez se insere na pega de alumínio.
5. Devido à ponta de corte curta, produz uma preparação paralela arredondada. Assim, para obter conicidade, têm de ser utilizadas várias limas numa sequência de retrocesso.

Princípios de utilização e caraterísticas de preparação [48]

1) Os instrumentos de velocidade da luz devem rodar a uma velocidade constante entre 1500 e 2000 rpm.
2) A velocidade da luz requer um acesso em linha reta à zona média da raiz.
3) Três instrumentos especiais devem ser destacados. Estes são o rotatório apical inicial (IAR), o rotatório apical mestre (MAR) e o rotatório final (FR). O rotatório apical inicial é o primeiro instrumento de velocidade da luz que começa a cortar os canais no

comprimento de trabalho, enquanto o MAR é o último instrumento a formar a preparação apical, o FR é o último instrumento de retrocesso final que completa o procedimento de retrocesso.

4) Acesso e pré-alargamento coronal com portões de forma a que a coroa seja descendente de grande para pequeno no canal.
5) Determinação do comprimento de trabalho e IAR - Depois de determinar o comprimento de trabalho (ficheiro de pelo menos 15 k), o objetivo é atingir o comprimento de trabalho a partir de instrumentos de velocidade da luz a partir do ficheiro de tamanho 20.
6) Eventualmente, um instrumento à velocidade da luz começará a cortar as paredes do canal no comprimento de trabalho, este instrumento é o IAR.
7) Determinação do MAR - As limas são utilizadas sequencialmente num movimento de bicada. O último instrumento utilizado para formar a preparação apical é o MAR.
8) Recuo e recapitulação - A partir do MAR, os instrumentos de velocidade da luz são recuados 1 mm mais curto do que o instrumento anterior. O último instrumento que se depara com o pré-lançamento anterior é a lima de velocidade da luz rotativa final (FR).

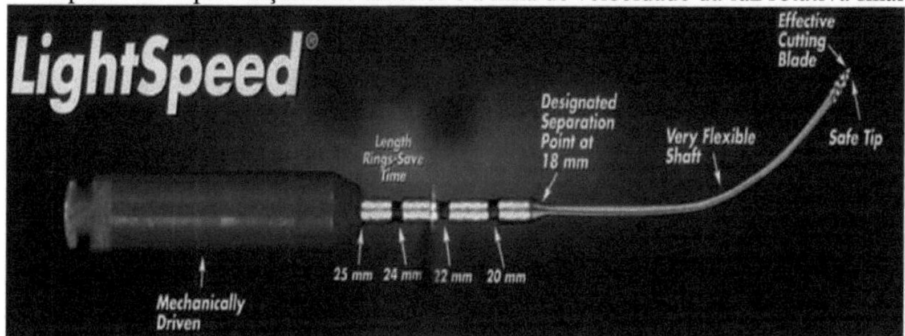

Eixo flexível e não cónico, lâmina curta e ponta não cortante

-I- VELOCIDADE DA LUZ - [LSX]

A nova versão chama-se ***Light speed extra.***[29] A modificação foi introduzida porque o Light Speed tem demasiados instrumentos. Os instrumentos do Light Speed são frágeis e partem-se facilmente. O número de ficheiros foi reduzido para 12 e metade dos ficheiros foram eliminados.

Desenho da lâmina [30]

1) Mudança do estilo U para a lâmina Spade
2) Superfície de corte da lâmina reduzida que aumenta a eficiência do corte e elimina a necessidade de meias medidas
3) O instrumento é fabricado através do processo de estampagem. É o primeiro instrumento rotativo de NiTi do mundo que não necessita de ser rectificado para ser fabricado
4) Elimina defeitos de superfície que causam falhas prematuras

2) SÉRIE PERFIL

A introdução de instrumentos acionados por motor com cones superiores ao cone padrão de 2% em ***1992 pelo Dr. Wm. Ben Johnson*** alterou substancialmente a forma como a preparação do canal radicular era realizada.[31] ProFile foi introduzido pela Dentsply Tulsa Dental, EUA.

Sequência e conceção de instrumentos [32,33]

1. A conceção dos instrumentos ProFile originais afastou-se consideravelmente da especificação da lima manual ISO, uma vez que o tamanho da ponta correspondia a um aumento uniforme de 29% entre instrumentos e, consequentemente, a nomenclatura de cada instrumento da série variava entre 2 e 10.
2. Estes ProFiles da Série 29 foram introduzidos com um cone .04, enquanto os instrumentos com cone .06 foram adicionados mais tarde
3. A utilização dos instrumentos da Série 29 apresentou inicialmente algumas dificuldades, com o tamanho não normalizado das pontas, a alteração do sistema de numeração das limas e a utilização de

cores metálicas que designam o tamanho. Estes factores produziram um sistema com uma curva de aprendizagem acentuada.

4.Em devido tempo, uma série ISO mais tradicional de instrumentos ProFile com tamanhos convencionais foi fabricada e comercializada pela Dentsply Maillefer (Ballaigues, Suíça), juntamente com uma série de Orifice Shapers.

4. As caneluras dos instrumentos ProFile têm superfícies radiais que cortam a dentina radicular com um ângulo de inclinação neutro, aplainando as paredes suavemente e minimizando o transporte do canal.

5. A ponta arredondada sem ângulos de linha de transição acentuados permite ainda que o instrumento permaneça centrado em torno da curvatura do canal, eliminando virtualmente a formação de saliências.

6. A secção transversal do instrumento é designada por lâmina em U e, por conseguinte, tem uma capacidade de corte passiva.

Sequência de preparação [34]

1. A técnica de preparação crown-down foi recomendada pelos fabricantes.
2. As brocas Gates-Glidden foram complementadas ou substituídas por modeladores de orifícios ProFile.
3. Foram descritas várias sequências de instrumentação para o ProFile, incluindo a sequência de cone variável (.04 ou .06), a sequência de ponta variável e uma sequência que alterna entre cones .06 e .04.
4. Recomenda-se um ligeiro movimento *de baqueteamento*, retirando e avançando o instrumento até este não poder continuar.

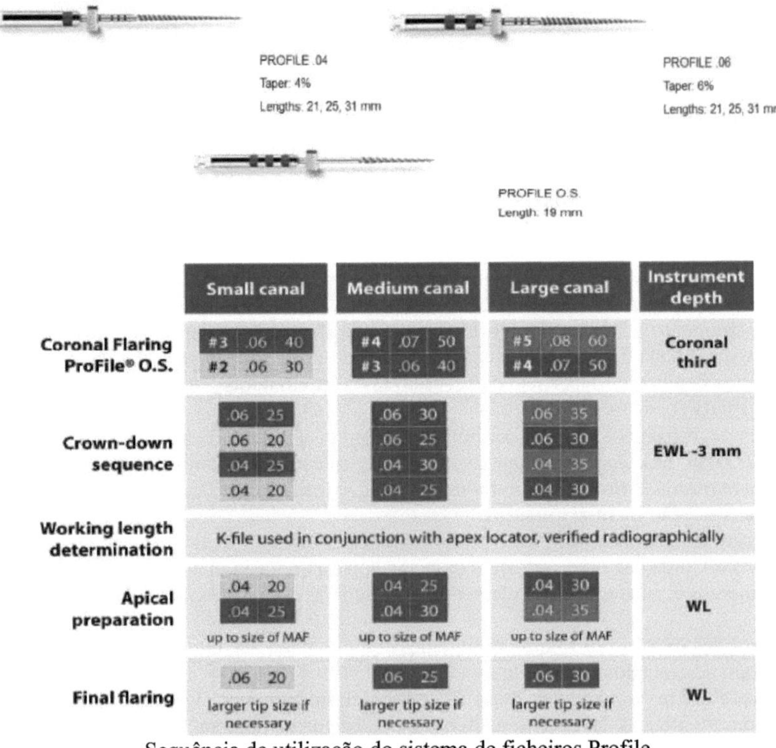

	Small canal	Medium canal	Large canal	Instrument depth
Coronal Flaring ProFile® O.S.	#3 .06 40 #2 .06 30	#4 .07 50 #3 .06 40	#5 .08 60 #4 .07 50	Coronal third
Crown-down sequence	.06 25 .06 20 .04 25 .04 20	.06 30 .06 25 .04 30 .04 25	.06 35 .06 30 .04 35 .04 30	EWL -3 mm
Working length determination	K-file used in conjunction with apex locator, verified radiographically			
Apical preparation	.04 20 .04 25 up to size of MAF	.04 25 .04 30 up to size of MAF	.04 30 .04 35 up to size of MAF	WL
Final flaring	.06 20 larger tip size if necessary	.06 25 larger tip size if necessary	.06 30 larger tip size if necessary	WL

Sequência de utilização do sistema de ficheiros Profile

3) GRANDE TORRE

As limas de conicidade maior foram propostas e introduzidas pelo **Dr. Buchanan** no ano de **1996**. As vantagens em relação às limas de aço inoxidável normalizadas ISO com conicidade de 0,02 foram o alargamento coronal adequado (não excessivo), a forma totalmente profunda e a forma de resistência apical numa sequência de instrumentos simples.[35]

Sequência de instrumentos e caraterísticas de conceção

1. as limas são fornecidas num conjunto de séries padrão e séries acessórias de instrumentos disponíveis tanto manuais como rotativos.

> **Série Standard** - Um conjunto de 3 ficheiros

Dica 0.02	Cone 0,06
Dica 0.02	Cone 0,08
Dica 0.02	Cone 0,10

> **Sistema de limas acessórias** - diâmetros apicais maiores, mas conicidade comum de 0,12 mm/mm

Dica 0,35	Cone 0,12
Dica 0.50	Cone 0,12
Dica 0.70	Cone 0,12

Caraterísticas do ficheiro GT standard

1. desenho da lâmina - as limas manuais com **canais triangulares de corte invertido** e as limas rotativas com **canais em "U"** no sentido dos ponteiros do relógio.
2. As limas GT têm ângulos de flauta variáveis.
.3.Todos estes instrumentos estão disponíveis nos comprimentos de 17, 21, 25 e 30 mm.
4. a maioria das limas de canal esmerilado tem ângulos de lâmina que são relativamente abertos (tipo alargador) nas suas pontas e são mais fechados (tipo K) perto das suas hastes. Este desenho maximiza a força na ponta da lima, onde é mais fraca e onde os ângulos de flauta menos agressivos são aceitáveis, uma vez que é necessária menos remoção de dentina. Também cria uma lâmina alargadora aberta e agressiva na extremidade mais gorda da haste da lima, onde o diâmetro da lima aumenta a resistência e também onde o canal necessita da ação de corte dentinário mais agressiva.

(a)

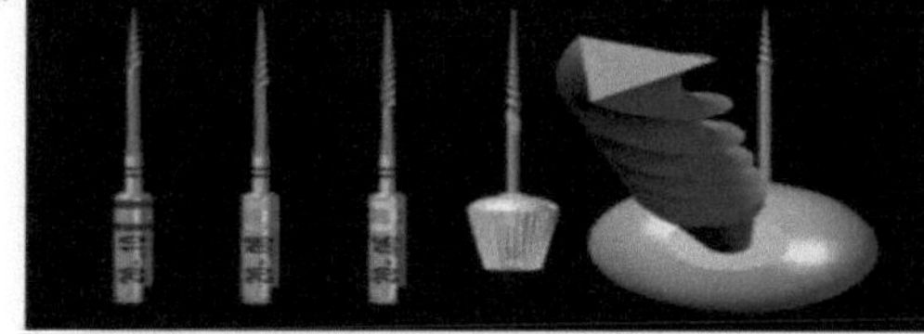

(b)

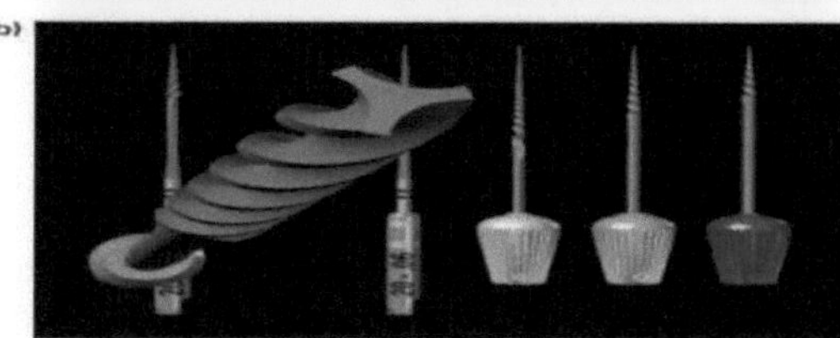

(a) Secção transversal triangular da lima manual GT. (b) Secção transversal da lâmina em "U" da lima rotativa GT.

4) RAÇA

Race é um acrónimo de "rotativo com arestas de corte alternadas". Estão disponíveis dois instrumentos diferentes: o Race fácil para o tratamento de canais simples e o Race Xtreme para o alargamento de canais difíceis e curvos. Introduzido pelo Dr. John McSpadden em 1999 e comercializado pela FKG Dentaire, La-Chaux-De-Fonds, Suíça.[36]

Sequência e conceção do instrumento[37]

1. Combinando uma secção transversal triangular com arestas afiadas e arestas de corte alternadas, o instrumento FKG RaCe
2. As arestas de corte alternadas eliminam o aparafusamento / bloqueio e apenas conduzem a um fraco binário de trabalho. Os segmentos de corte curtos alternam com segmentos rectos.
3. O ângulo de inclinação positivo e as arestas afiadas garantem uma boa eficiência de corte. A combinação de uma secção triangular e de arestas de corte alternadas garante uma evacuação eficaz de aparas e detritos.
4. Ponta não cortante e utilizada a uma velocidade de 300-400 rpm

◆ **Sequência**

Cada conjunto é composto por 5 instrumentos

1. Tamanhos Iso 15 - 60 disponíveis em cones de 2,4, 6, 8 ou 10 % de cone.
2. Limas de 19 mm altamente cónicas Pré-corrida para pré-flaqueação coronal
3. Limas de 25 mm menos limas cónicas para acabamento apical

Fitas

Cone 0,10	Tamanho 40
0.08	Tamanho 35
0.06	Tamanho 25
0.04	Tamanho 25
0.02	Tamanho 25 (WL)

Modo de utilização - Coroa para baixo ou Passo para trás

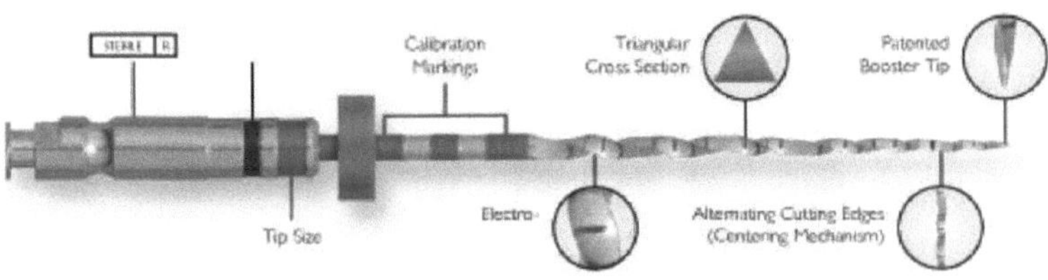

Ficheiro de corrida

-I- iRACE

A FKG Dentaire introduziu a iRaCe e a Scout-RaCe no ano de 2011, que seguem o design semelhante das limas Race, mas eliminam as limas múltiplas utilizadas na preparação. Em vez disso, são necessárias três limas iRaCe rotativas de NiTi para tratar a maioria dos casos (rectos, ligeiramente curvos e/ou grandes). A sequência iRaCe é fácil de aprender e de aplicar, resultando numa poupança de tempo considerável.[38]

Caraterísticas

1. Ponta de segurança arredondada exclusiva para uma orientação perfeita;
2. Arestas de corte alternadas e, por conseguinte, sem efeito de aparafusamento e sem efeito de puxão;
3. arestas de corte afiadas, o que permite poupar tempo através de um corte eficiente;
4. polimento eletroquímico, resultando numa melhor resistência à torção e à fadiga cíclica;
5. SafetyMemoDisc para dominar a fadiga e controlar o número de utilizações

Sequência de instrumentos e protocolo de utilização [38]

O anel grande na haste indica o tamanho ISO e o anel fino indica o cone

Amarelo - 2%, vermelho - 4% e azul - 6%

R1	15	6%
R2	25	4%
R3	30	4%

1. Velocidade 600 rpm, binário 1,5 Ncm movimentos longos para a frente e para trás Toque ligeiro. Trabalhar 3-4 segundos seguidos, sair
2. Limpar a lâmina e irrigar o canal
3. Introduzir R1 em rotação e atingir o comprimento de trabalho (WL)

Caso o R1 não atinja o WL, não forçar e utilizar os ficheiros de reconhecimento do iRace para o percurso de deslizamento. Continuar a modelação com R2 (ISO 25-4%) até à WL; terminar a modelação com R3 até à WL.

5) SÉRIE QUANTEC

O Quantec Série 2000 (Sybron Endo/Analytic; Orange, Califórnia) foi introduzido por McSpadden. A série Quantec 2000 original tinha uma ponta de 90 graus. Esta ponta afiada predispunha a problemas como fechos, cotovelos e perfurações. Por isso, foram substituídos por duas novas séries de instrumentos Quantec, ou seja, a ponta não cortante QLX e a ponta cortante segura QSE com ponta de 60 graus.[39]

Conceção do instrumento

1) Este sistema incorpora uma *"técnica de cones graduados"* incorporada, através da qual é utilizada uma série de cones variáveis para preparar um único canal. Em contraste e de acordo com a técnica de cones graduados, ao *restringir a superfície de contacto* entre o instrumento e a parede, a eficiência de um instrumento é aumentada, uma vez que as forças utilizadas se concentram numa área mais pequena.
2) Consiste numa série de 10 cones graduados de níquel-titânio de 0,02 a 0,06 com calibragem de ponta ISO.
3) A série Quantec Flare, com cones aumentados de 0,08, 0,10 e 0,12, todos com pontas de tamanho ISO 25, foi concebida para moldar de forma rápida e segura o terço coronal do canal.
4) As limas são concebidas exclusivamente com ângulos de inclinação ou de lâmina ligeiramente positivos em cada um dos seus canais duplos; estes são concebidos para raspar em vez de raspar a dentina
5) As limas são produzidas em três cones diferentes: 0,02, 0,04 e 0,06 mm/mm. O design da flauta também inclui um ângulo helicoidal de 30 graus com espaço na flauta que se torna progressivamente maior distalmente à lâmina de corte, ajudando a canalizar os detritos coronalmente. As largas superfícies radiais da Quantec evitam a formação de fissuras nas lâminas e ajudam a desviar o instrumento em torno das curvaturas.[40] Ao rebaixar as terras radiais largas atrás da lâmina, há uma redução concomitante da resistência à fricção, mantendo a centralização do canal.
6) A velocidade dos instrumentos é de 300-350 rpm com uma peça de mão com controlo de binário de velocidade lenta **No que respeita ao desenho da ponta, o médico tem duas opções**[39]

1. A *ponta de corte segura SC* foi especificamente concebida para canais pequenos e apertados, curvaturas estreitas e sistemas de canais calcificados. (ângulo de 60 graus na ponta)

2. **A *ponta não cortante LX*, por outro lado, é uma ponta não facetada em forma de bala, que** se desvia em torno de curvaturas severas em canais menos apertados. Estes instrumentos LX Quantec também são recomendados para alargar o corpo e os segmentos coronais e para gerir regiões apicais delicadas.

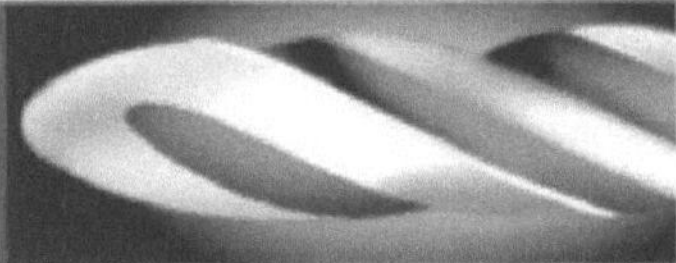

LX noncutting tip

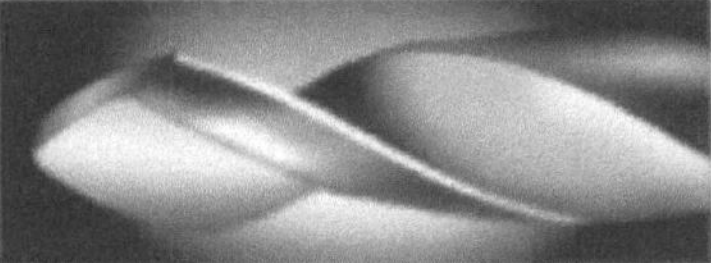

SC safe-cutting tip

-I- <u>SÉRIE QUANTEC FLARE</u>

- É com cones aumentados de .08, .10 e .12.
- Molda rapidamente a parte coronal do canal, substituindo o Gates Glidden.
- Produz um cone mais suave, mais consistente e altamente previsível e com um tamanho de ponta ISO de 25, a série Flare combina perfeitamente com os cones Quantec padrão.

Técnicas de instrumentação para a preparação do canal: -

1. O comprimento de trabalho é estimado através de radiografias.
2. Utilize Quantec 1 (0,06 cónico, tamanho 25, 17 mm) como abridor de orifícios. As obstruções coronais são removidas.
3. Utilizar Quantec 2 (cone 0,02, tamanho 15) para o comprimento de trabalho estimado (se houver obstrução, utilizar Quantec 1)
4. Utilizar o Quantec 3 (cone 0,02 , tamanho 20) em todo o comprimento de trabalho.
5. Utilizar o Quantec 4 (cone 0,02 , tamanho 25) até ao comprimento total de trabalho.
6. Utilize Quantec 5 (0,03taper , tamanho 25) para fundir a preparação coronal e apical .
7. Continue a afunilar o canal utilizando Quantec 6 (afunilamento 0,04, tamanho 25) seguido de Quantec 7 (afunilamento 0,05, tamanho 25).
8. Utilize Quantec 8 (cone 0,06, tamanho 25) para completar a preparação do canal.
9. Utilize o Quantec 9 (cone 0,02, tamanho 40) para completar a preparação apical, levando o instrumento a uma profundidade 1 mm inferior ao comprimento de trabalho.
10. Utilize Quantec 10 (cone 0,02, tamanho 45) para limagem circunferencial para incorporar aletas ou anastomoses.

6) <u>FLEXMASTER</u>

Conceção do instrumento[40]

- As lâminas de corte dos instrumentos FM não têm superfícies radiais para proporcionar uma remoção eficiente e eficaz da dentina.
- Têm um perfil de secção transversal convexo e um núcleo mais substancial.
- Têm uma ponta de guia arredondada não cortante
- Recomenda-se uma velocidade de rotação baixa de 280 r.p.m.

Tamanhos dos instrumentos

Conicidade (%)	Marcação	Tamanho ISO	Comprimento (mm)
2	Um anel	15-70	21,25,31
4	Dois anéis	15-40	21,25,31
6	Três anéis	15-40	21,25

Protocolo de utilização

1. Fazer uma radiografia de diagnóstico inicial para estimar o comprimento de trabalho
2. Introduzir uma lima VDW C-PILOT (ou uma lima K fina) para determinar o tamanho do canal (grande, médio e estreito) e selecionar a sequência de instrumentos
3. Criar um acesso coronal reto com a IntroFile e alargar conicamente
4. A uma velocidade constante, entre 250 e 350 rpm, introduzir a primeira lima FlexMaster da sequência selecionada e utilizar movimentos ligeiros de bombagem durante cerca de 5-10 seg. até que a progressão da lima se torne mais difícil e, em seguida, passar para uma lima mais pequena
5. A ampliação apical é efectuada com limas FlexMaster .02 (círculo verde) em tamanhos crescentes em WL total até ao máximo. ISO 070, dependendo da anatomia do canal radicular.

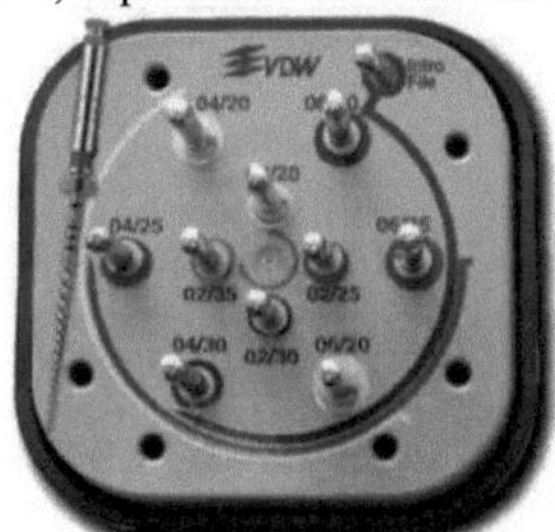

Sistema Flexmaster com sequência para canais de diferentes tamanhos

7) SISTEMA PROTAPER

O sistema protaper foi desenvolvido pelo Prof. Pierre Machtou, Dr. Cliffored Ruddle e Prof. John West em 2001. O número de limas com um cone progressivo foi reduzido para um conjunto de seis instrumentos: Três limas de moldagem para o procedimento de coroa para baixo e três limas de acabamento para moldagem apical.

Caraterísticas do instrumento[41]

1. Cone progressivo
2. Ponta de guia modificada
3. Diâmetro variável da ponta
4. Nova secção transversal de instrumentos
5. Ângulo e passo helicoidais variáveis
6. Novo identificador mais curto do ficheiro

Dimensão dos instrumentos

1. O sistema de escopro inclui seis limas NiTi. 3 limas de modelação e 3 limas de acabamento
2. A primeira é a lima auxiliar de modelação, denominada Shaper X ou SX. A SX é de tamanho ISO 19 e tem uma conicidade progressiva de 3% a 19%.
3. O instrumento é utilizado para abrir o orifício do canal e foi concebido para substituir as limas Gates Glidden. O diâmetro no D10 é de 1,11 mm, o que corresponde a uma broca Gates Glidden de tamanho quatro.
4. Os instrumentos de limas de modelação (S1 e S2) têm uma conicidade crescente ao longo de toda a gama de trabalho, embora o aumento não seja tão agressivo como o de S, que tem um aumento de conicidade de 2-19%. Sx é a lima de abertura de orifícios.
5. As limas de acabamento têm uma conicidade fixa nos primeiros 3 mm de Do a D3. F1 tem uma conicidade de 7%, F2 tem uma conicidade de 8%, e F 3 tem uma conicidade de 9% nesta região. Ao longo do restante comprimento da lâmina de corte, pode ser encontrada uma conicidade inversa. A conicidade decrescente assegura uma flexibilidade contínua dentro da lima e evita um diâmetro demasiado grande na área do eixo do instrumento. F1 diminui de 7% para 5,5%, F2 de 8% para 5,5% e F3 de 9% para 5%. Os instrumentos foram desenvolvidos para uma preparação apical superior, para além de moldarem preferencialmente a secção média. Em 2006, foi introduzido o Protaper Universal, que incluía F4 e F5 com pontas de 0,40 e 0,50.
6. O Protaper tem cones variáveis, o que torna possível moldar diferentes secções da lima com uma

única lima.

7. Os instrumentos Protaper apresentam uma secção transversal convexa e triangular. O desenho resulta numa área de contacto reduzida entre a dentina e a lâmina de corte do instrumento, alcançando uma eficiência de corte. Apenas o F3 tem uma secção transversal reduzida com uma forma em U para facilitar uma maior flexibilidade.
8. O ângulo helicoidal variável e os passos equilibrados do instrumento, que melhoram a ação de corte, permitem uma melhor remoção dos detritos do canal e evitam que o instrumento se enrosque no canal.
9. As limas estão disponíveis em 21 e 25 mm de comprimento.

Moldar ficheiros	Código de cores	Dica correspondente tamanho	Cone variável
Sx	Amarelo	Iso 19	Cónico - 3- 19%
S1	Púrpura	Iso 17	2%- 11%
S2	Amarelo	Iso 20	4% a 11%

Ficheiros de acabamento	Código de cores	Correspondente tamanho da ponta	Cone (D0-D3)
F1	Amarelo	20	7%
F2	Vermelho	25	8%
F3	Azul	30	9%
F4	Preto	40	6%
F5	Amarelo	50	5%

Protocolo de instrumentação[42]

Técnica da coroa para baixo

1. As limas rotativas ProTaper devem ser utilizadas a uma velocidade constante entre 150rpm e 350rpm (recomendado: 250 rpm)

Acesso em linha reta - a lima protaper SX pode ser utilizada para alargar o orifício em vez de gates glidden .

Percurso de deslizamento - Uma vez efectuada a pré-largura inicial com SX, as limas podem ser transportadas para o comprimento de trabalho. A negociação inicial pode ser feita com limas #10 ou #15 K até cerca de dois terços do comprimento de trabalho estimado.

2. Após o estabelecimento da trajetória de deslizamento, a lima S 1 é o primeiro instrumento utilizado, é utilizado um movimento de escovagem, S2 e S 3 são utilizados num movimento de coroa para baixo

3. Após a coroa inicial para baixo, o comprimento de trabalho é verificado novamente e confirmado. Após a inserção bem sucedida de S1 e S2, utilizada numa ou duas passagens, o comprimento de trabalho é atingido. Movimento de escovagem: Leve a lima passivamente até ao ponto de resistência ligeira e "escove-a" para fora do canal.

4. Utilizar as limas de modelação (S1, S2 e SX) com um movimento de escovagem. Utilize as limas

de acabamento (F1-
F5) numa ação de "entrar e sair" (não escovar). Retirar as limas quando o comprimento de trabalho for atingido.

5. A F1 tem o mesmo tamanho de ponta que a S 2, mas com uma conicidade uniforme de 7 %; se a lima estiver solta, a F 2 é inserida até ao comprimento de trabalho. A aferição apical deve ser repetida com a lima #25 k ligada à preparação do comprimento de trabalho do canal radicular, se a lima estiver solta no canal, deve ser utilizada a F 3 até ao comprimento de trabalho. A medição apical deve ser repetida com uma lima # 30.

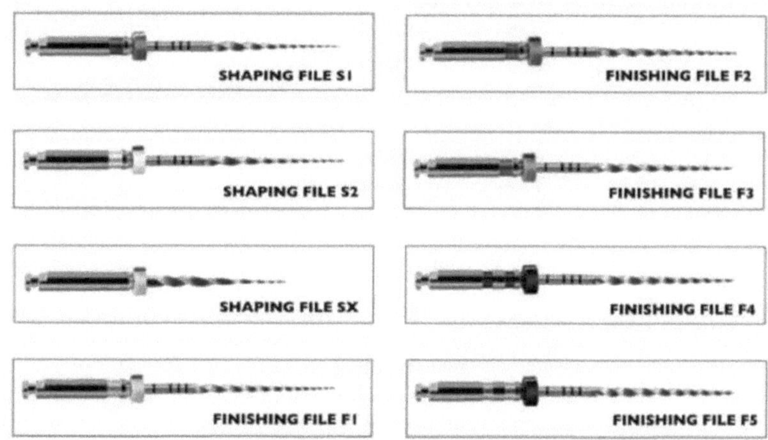

Sistema de ficheiros Protaper

8) PROTAPER NEXT

O sistema ProTaper NEXT (PTN) foi desenvolvido pelo Dr. Michael J. Scianamblo e pela equipa da Dentsply. As vantagens adicionais do sistema de limas PROTAPER NEXT resultam de novas caraterísticas, incluindo o material M-Wire NiTi e a secção transversal retangular descentrada patenteada[43] , que confere à lima um movimento único de "oscilação" no canal, o que, por sua vez, assegura que a ponta se mantém centrada no canal.

- **Conceção e sequência dos instrumentos**

Nome do ficheiro	Código de cores	Tamanho	Cónico
X1	Amarelo	17	0.04
X2	Vermelho	25	0.06
X3	Azul	30	0.07
X4	Duplo preto	40	0.06
X5	Duplo amarelo	50	0.06

- **Vantagens do ProTaper NEXT:** [44]
- Desenho cónico de percentagem progressiva numa única lima
- A tecnologia M-Wire melhora a resistência à fadiga cíclica em quase 400%

- Massa de rotação deslocada: As limas Pro Taper Next produzem um movimento rotativo assimétrico único e, em qualquer secção transversal, a lima só entra em contacto com a parede em 2 pontos. Clinicamente, isto proporciona 3 vantagens significativas: (1) Redução do engate devido ao efeito de oscilação que limita o indesejável bloqueio do cone; (2) Proporciona mais espaço na secção transversal para um melhor corte, carregamento e remoção de detritos; e (3) Permite que qualquer lima PTN corte um envelope de movimento maior em comparação com uma lima de tamanho semelhante com uma massa e eixo de rotação simétricos.
- **Protocolo de utilização do ProTaper NEXT**
  1. Utilizar limas ProTaper NEXT a 300 RPM e um binário de 4-5,2 Ncm.
  2. Preparar o acesso em linha reta ao orifício do canal
  3. Explore o canal utilizando limas manuais de pequenas dimensões, determine o comprimento de trabalho, verifique a permeabilidade e confirme um trajeto de deslizamento suave e reproduzível.
  4. Expandir a trajetória de deslizamento utilizando uma lima manual de tamanho 15 ou uma lima mecânica dedicada à trajetória de deslizamento.
  5. Na presença de NaOCl, flutuar, escovar e seguir, ao longo do percurso de deslizamento, com a lima X1 (17/04), numa ou mais passagens, até atingir o comprimento de trabalho.
  6. Utilizar X2 (25/06), exatamente como descrito para X1, até atingir o comprimento de trabalho
  7. Inspeccione os canais apicais da lima X2; se estiverem carregados com dentina, então a forma é cortada, o cone mestre de guta percha de tamanho correspondente ou o verificador de tamanho pode ser colocado e o canal está pronto para a desinfeção.
  8. Se a lima manual de tamanho 25 ficar solta no comprimento, continue a modelar com a X3 (30/07) e, quando necessário, com a X4 (40/06) ou a X5 (50/06), medindo depois de cada instrumento com as limas manuais de 30, 40 ou 50, respetivamente.

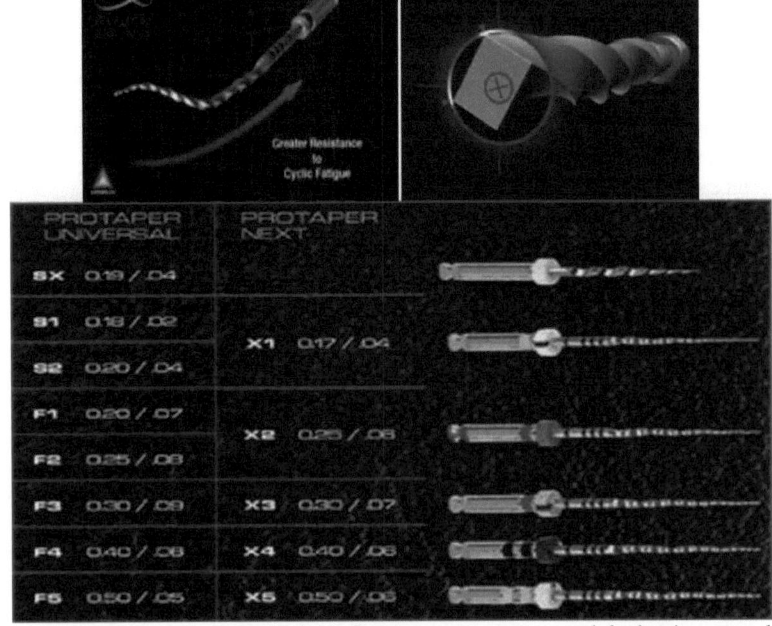

Imagem que representa a tecnologia de fio M, a secção transversal de desvio retangular e a sequência de instrumentos do Protaper Next.

9) HERO 642

Instrumento Hero 642 (Micro mega, Besancon França) que é o primeiro instrumento concebido sem terras radiais, por Darly Green.[45] Hero é um acrónimo para alta elasticidade em rotação e os números 642 representam os cones variáveis de 6%, 4% e 2%. É composto por 12 instrumentos.

Sequência de instrumentos

Número de instrumentos	Tamanhos das pontas	Cónico	
12	20	0.02,0.04,0.06	3
	25	0.02,0.04,0.06	3
	30	0.02,0.04,0.06	3
	35	0.02	1
	40	0.02	1
	45	0.02	1
			=12

t **Conceção do instrumento**

1. Design de hélice tripla com três arestas de corte igualmente espaçadas e sem terras radiais.
2. As arestas de corte têm um ângulo de inclinação positivo
3. Não há terreno radial, pelo que não há empacotamento da camada de esfregaço
4. O núcleo interno do instrumento é maior para um instrumento mais forte.
5. Ponta não cortante
6. Um passo progressivo para reduzir o efeito de aparafusamento no canal
7. Geometria de hélice tripla com canais regulares desde a extremidade apical até à parte cervical da lâmina, o que permite um excelente transporte coronal dos detritos sem enfraquecer a lâmina

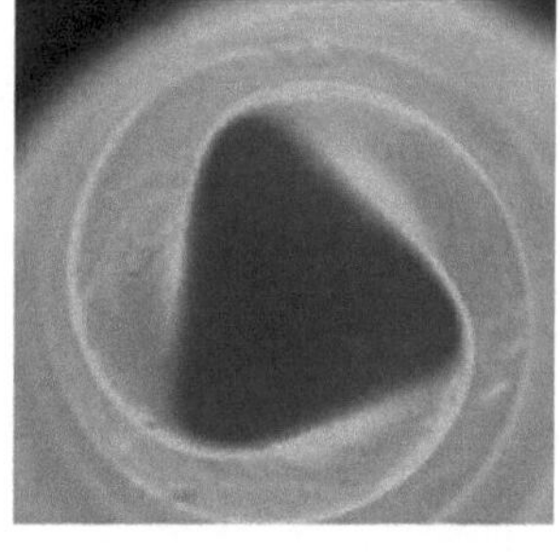

Protocolo de utilização - Coroa para baixo

1. Os instrumentos utilizados são baseados no tipo de canal. Os canais são classificados como fáceis, médios ou difíceis de acordo com os critérios de curvatura de Scneider[46] Fácil - canal reto (<10 graus), Médio Curvo (>10 graus e <25 graus) e Difícil Curvo (>25 graus)
2. Utiliza-se uma sequência de limas em forma de coroa para baixo num movimento de bicada com limagem circunferencial

Canais rectos - Sequência azul

Cone 0,06 tamanho 30, Cone 0,04 tamanho 30, Cone 0,02 tamanho 30

-0,06 Tamanho do cone 30 lima até ^ a 2/3 do comprimento de trabalho (300-600 rpm)

-0,04 tamanho do cone 30 para comprimento de trabalho menos 2

0,02 tamanho do cone 30 até ao comprimento total de trabalho

Canais de curvatura média - Sequência vermelha

Cone 0,06 tamanho 25 até ^ a 2/3 do comprimento de trabalho

Cone 0,04size 25 para comprimento de trabalho menos 2

Cone 0,02 tamanho 25 até ao comprimento total de trabalho

O cone 0,04 tamanho 30 é utilizado para o comprimento de trabalho menos x, em que x é a

profundidade máxima mais próxima possível de 2 mm
Cone 0,02 tamanho 30 em todo o comprimento de trabalho
Canais de curvatura difícil - sequência amarela
Cone 0,06 tamanho 20 até ^ a 2/3 do comprimento de trabalho
Cone 0,04size 20 para comprimento de trabalho menos 2
Cone 0,02 tamanho 20 até ao comprimento total de trabalho
Conicidade 0,04 tamanho 25 para o comprimento de trabalho menos x , em que x é a profundidade máxima tão próxima quanto possível de 2 mm
Cone 0,02 tamanho 25 até ao comprimento total de trabalho
Cone 0,02 tamanho 30 até ao comprimento total de trabalho

10) <u>Ficheiros K3</u>

A K3 foi introduzida em 2003 pela Sybron Endo, West Collins, EUA. O sistema K3 foi concebido pelo Dr. John McSpadden. As limas K3 estão disponíveis numa variedade de sequências de tratamento, cada uma incluindo 6 limas nos tamanhos 15 a 60 com três cones diferentes (2%, 4%, 6%). Para além disso, existem dois Orifice Openers (8% e 10%) para pré-alargamento coronal.[47]

Conceção do instrumento

1. A K 3 tem superfícies radiais em combinação com um ângulo de inclinação ligeiramente positivo e uma ponta não cortante. A secção transversal da K 3 é assimétrica e o relevo periférico da lâmina tem duas funções a) Aumentar a massa para evitar a fratura da lima b) Minimizar o contacto entre as superfícies radiais e as paredes do canal para reduzir a resistência à fricção.[47]
2. O ângulo helicoidal variável e o diâmetro variável do núcleo facilitam o transporte efetivo dos detritos para fora do canal. Os instrumentos K3 são utilizados de uma forma coroada para baixo com um movimento suave para dentro e para fora
3. Um design "especial" do cabo, que encurta o cabo da lima em cerca de 5 mm sem afetar o comprimento de trabalho da lima.
4. Um passo de flauta variável . Esta caraterística também ajuda a evitar o efeito de enroscamento comum a algumas marcas de limas e promove a remoção de detritos.

- **Sequência de instrumentos**
- As limas de modelação de canais K3 têm um cone fixo de 0,02, 0,04, 0,06
- As limas K 3 cónicas 0,02 estão disponíveis nos tamanhos de ponta 15 a 45 As limas K Estão disponíveis 3 limas nos tamanhos de ponta 15 a 60 .

- As limas estão disponíveis em comprimentos de 21, 25 e 30 mm.

K3 G pack

Cone .12	Tamanho 25
Cone .10	Tamanho 25
Taper.08	Tamanho 25
Taper.06	Tamanho 25
Taper.04	Tamanho 25
Fita.02	Tamanho 25

Pacote K3 VTVT

Cone .10	Tamanho 25
Cone .08	Tamanho 25

Taper.06	Tamanho35
Taper.04	Tamanho30

Taper.06	Tamanho 25
Taper.04	Tamanho 20

❖ **Técnica**

O sistema de canais radiculares K3 é utilizado na técnica crown down [48]

1) Gestão do terço coronal e médio: Depois de todos os canais estarem localizados, o alargamento do terço coronal será efectuado com modeladores de corpo cónico K3 melhorados de 0,12, 0,10 e 0,08. Os modeladores de corpo K3 são utilizados para aliviar a resistência, que normalmente se encontra 3 a 4 mm abaixo do canal.
2) O modelador de corpo inicial escolhido (dependente do tamanho do canal) é seguido por modeladores de corpo cónico sucessivamente mais pequenos, assegurando uma sequência de coroa para baixo.
3) Após a exploração do terço médio com limas K, em geral, uma K3 0,06 com uma ponta de 35 pode ser colocada pelo menos a meio da raiz e, frequentemente, um pouco mais além. Se esta lima não progredir até ao nível desejado (junção do terço apical e médio), pode ser utilizada uma lima cónica de 0,06 com um tamanho de ponta de 30, 25, 20, 15.
4) Gestão do terço apical: Depois de o terço apical ser aberto, deve ser primeiro explorado com um instrumento manual para obter uma sensação tátil e a estimativa radiográfica pré-operatória do comprimento da raiz é feita inicialmente, ou seja, estabelecer o percurso de deslizamento
5) Após a criação da trajetória de deslizamento, as limas K 3 são introduzidas numa sequência de coroa para baixo que varia o tamanho da ponta (pontas mais pequenas com a mesma conicidade) ou varia a conicidade (misturando as conicidades do instrumento à medida que o tamanho da ponta diminui)
6) No método que varia o tamanho da ponta, as limas 0,06 K 3 são geralmente inseridas de um tamanho 35 para um tamanho 15 ou 20 até se atingir o diâmetro apical desejado.

11) <u>M Dois</u>

Os instrumentos endodônticos Mtwo (Sweden & Martina, Padova, Itália) são uma nova geração de Instrumentos rotativos Ni-Ti

t **Conceção do instrumento** [49,50]

1. Têm uma secção transversal em forma de S, com dois gumes e uma ponta de segurança não cortante.
2. Caracterizam-se por um ângulo de inclinação positivo, com duas arestas de corte para cortar eficazmente a dentina.
3. Têm um passo crescente da ponta ao eixo, para eliminar o aparafusamento e evitar o encravamento durante a rotação contínua.
4. Modelação simultânea - Os dois instrumentos Mtwo têm um corte duplo ativo na penetração e lateralmente. Isto permite a chamada moldagem simultânea. Mesmo com o primeiro instrumento, todo o canal tem uma forma cónica A secção transversal em forma de S torna o instrumento mais flexível, eficiente e proporciona duas lâminas de corte profundo
5. Técnica de comprimento único - Todos os instrumentos são utilizados até ao comprimento total de trabalho na técnica de comprimento único. O primeiro instrumento, um 10/.04, é levado até ao comprimento total de trabalho, com movimentos de escovagem. Assim que o comprimento de trabalho for atingido, muda-se para o instrumento seguinte.

Sequência básica de 4 instrumentos - CROWN DOWN SEQUENCE

Tamanho da ponta do instrumento (ISO Std)	**Código de cores Iso**	**Cone constante**
10	Púrpura	.04
15	branco	.05
20	amarelo	.06
25	vermelho	.06

2. Para anatomia maior

Tamanho da ponta do instrumento	**Código de cores Iso**	**Cone constante**
30	Azul	.05
35	Verde	.04
40	Preto	.04
45	Branco	.04
50	Amarelo	.04
60	Azul	.04

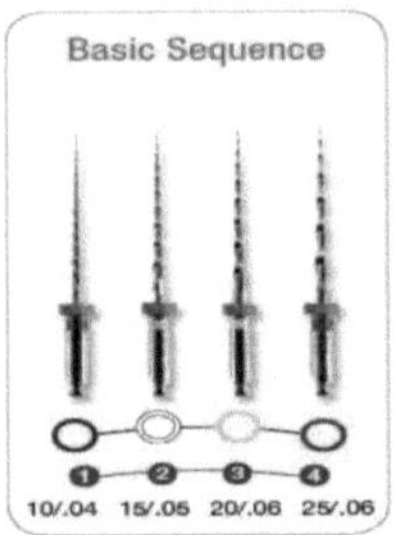

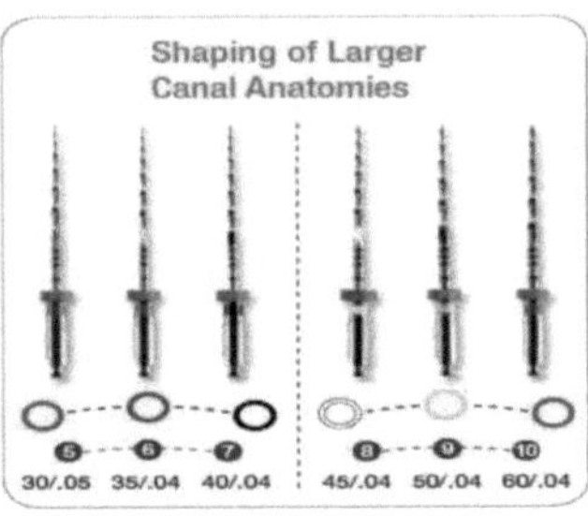

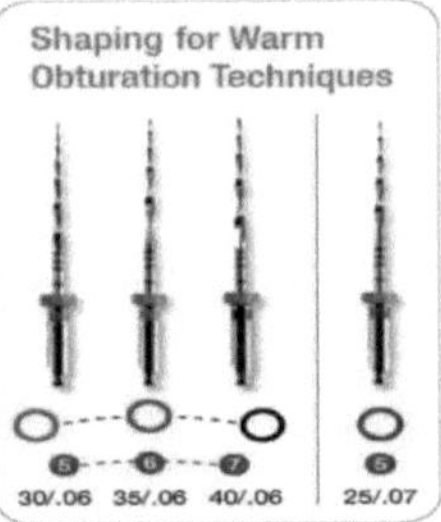

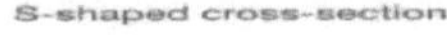

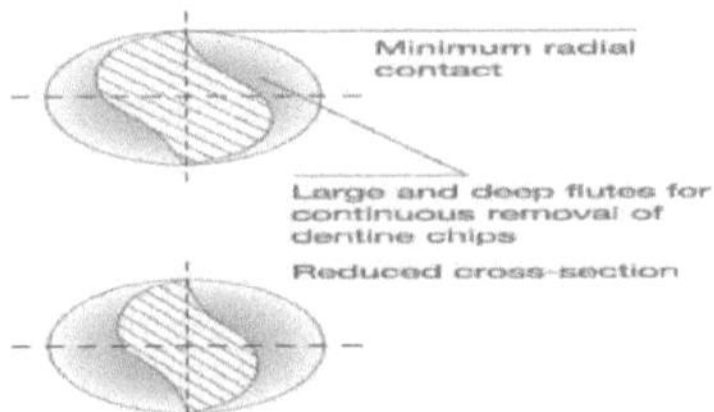

12) ENDOSEQUÊNCIA

O instrumento rotativo EndoSequence é produzido pela FKG na Suíça em 2004 e comercializado nos Estados Unidos pela Brasseler. O fabricante afirma que um desenho longitudinal único, denominado *pontos de contacto de parede alternados* (ACP), reduz os requisitos de binário e mantém a lima centrada no canal.[51] Outra caraterística do desenho da EndoSequence é um tratamento eletroquímico (electropolimento) após o fabrico, semelhante às limas RaCe, que resulta numa superfície polida lisa. Acredita-se que isto promova uma melhor resistência à fadiga, pelo que se recomenda uma velocidade de rotação de 600 rpm para a EndoSequence.

Conceção do instrumento

1. O desenho em branco da lima Endosequence não tem terras radiais. Utiliza "*pontos de contacto alternativos*" ao longo da haste do instrumento.
2. Este desenho mantém a lima centrada no canal e reduz os requisitos de binário da lima. Isto deve-se ao facto de os pontos de corte alternados reduzirem consideravelmente a resistência da lima.
3. Tratamento do metal - este sistema de limas é submetido a electropolimento. O electropolimento remove muitas das imperfeições dos sistemas de níquel-titânio que podem levar à propagação de fissuras. Este electropolimento leva a uma maior resistência ao desgaste, mais eficiência e maior vida útil da lima.
4. Conicidade - Disponível em conicidade 0,04 e 0,06. Estas limas são totalmente cónicas com haste de trabalho de 16 mm e não se reduzem a 9 ou 10 mm
5. Design da ponta - Uma ponta de precisão, ou seja, uma ponta não cortante que se torna ativa logo no D1. O resultado é segurança (não perfurante) combinada com eficiência
6. Velocidade - Funciona melhor a 500 a 600 rpm. A lima tem tendência a estalar, mas isto não é invulgar numa peça em bruto de forma triangular.
7. A endosequência tem um passo variável e um ângulo helicoidal, o que resulta numa menor tendência para vos puxar para o canal .

Sequência de instrumentos

Tamanho do canal pequeno - ficheiros XS/S

Tamanho 30	Taper 0,06 ou Taper0,04
Tamanho 25	Taper 0,06 ou Taper0,04
Tamanho 20	Taper 0,06 ou Taper0,04
Seise 15	Taper 0,06 ou Taper0,04

Canais de tamanho médio

Tamanho 40	Taper 0,06 ou Taper0,04
Tamanho 35	Taper 0,06 ou Taper0,04
Tamanho 30	Taper 0,06 ou Taper0,04
Tamanho 25	Taper 0,06 ou Taper0,04

Grandes canais

Tamanho 50	Cone 0,06
Tamanho 45	Cone 0,06

Tamanho 40	Cone 0,06
Tamanho 35	Cone 0,06

Para além disso, o "Ficheiro Expeditor", exclusivo para este sistema rotativo

Expeditor tamanho do ficheiro 27	Cone 0,04

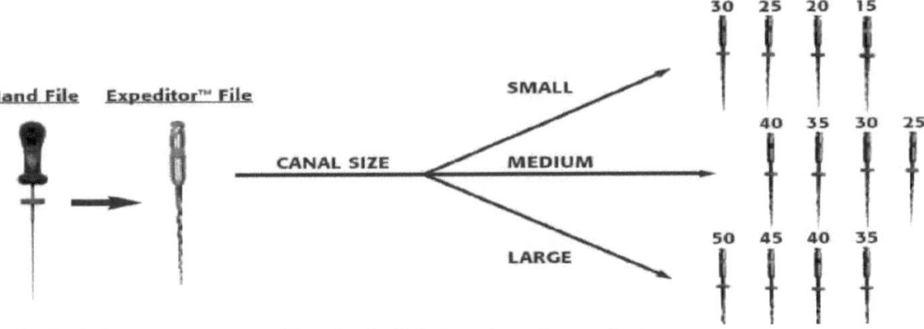

Sequência de instrumentos na utilização de ficheiros de endosequência

Técnica de utilização da Endosequência[52]

1. Depois de estabelecida a patência coronal, a "lima Expeditor" é a primeira lima rotativa a ser utilizada no canal.
2. A "lima Expeditor" é uma lima cónica n.º 27/0,04 com 21 mm de comprimento. O objetivo desta lima é determinar o tamanho aproximado do canal e qual a embalagem que deve ser aberta. Além disso, cria uma canalização coronal que reduz a resistência às limas subsequentes.
3. Se a "lima Expeditor" entrar aproximadamente até meio do canal, isso significa um canal pequeno, se mais do que meio, então o canal é de tamanho médio e se a "lima Expeditor" estiver totalmente solta no canal, significa um canal grande. Uma vez determinado o tamanho do canal, escolha o pacote de limas adequado.
4. Os ficheiros são utilizados sequencialmente numa sequência de coroa para baixo.

13) HYFLEX

As limas de nitinol com memória controlada (CM), uma liga metálica de níquel e titânio, foram introduzidas e fabricadas pela Coltene/Endo. A empresa informa que esta lima é mais resistente à fadiga cíclica em comparação com outras limas de NiTi, o que reduz a incidência de fratura da lima. As limas de NiTi convencionais estão na fase de austenite durante a utilização clínica, enquanto as limas CM estão principalmente na fase de martensite[53] . A forma martensítica do NiTi tem uma notável resistência à fadiga. Os instrumentos na fase de martensite podem ser facilmente deformados, mas recuperam a sua forma quando são aquecidos acima das temperaturas de transformação.

O fabricante informou que este novo instrumento de fio CM melhorou consideravelmente a flexibilidade, a resistência à fadiga cíclica e a boa adaptação à anatomia do espaço do canal, em comparação com os instrumentos rotativos convencionais que são maquinados a partir de fio NiTi austenítico superelástico. A forma e a resistência das limas com espirais endireitadas podem ser restauradas durante a autoclavagem. Isto significa que a lima parece recuperar a sua forma após a esterilização e reutilização.

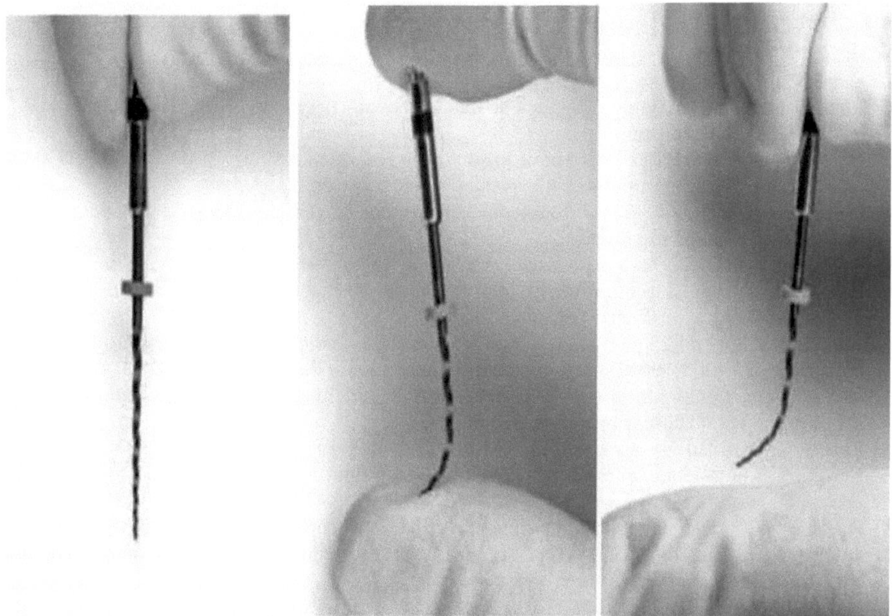

Imagem que representa a memória controlada dos ficheiros hyflex

Conceção e sequência dos instrumentos [54]

1. Código de cores ISO no cabo - indica o tamanho da lima, o diâmetro na ponta e o número impresso indica o grau de conicidade.
2. Cone variável - excelente flexibilidade, resistência da ponta e transporte de detritos.
3. Ângulo de inclinação positivo (exceto para o abridor de orifícios neutro) para propriedades de corte eficientes.
4. Sem terras radiais .
5. A secção transversal das limas varia. Enquanto as limas 25/08, 30/04 e 25/04 têm uma secção transversal triangular, ou seja, arestas de corte, as limas 20/06 e 25/04 têm uma secção transversal quadrada e 4 arestas de corte.

Sortido (comprimentos de 21 mm e 25 mm)	
08/25:	Abridor de Orifícios (19mm)
04/20:	Alargamento apical
04/25:	Alargamento apical
06/20:	Forma da secção central da raiz
04/30:	Aumentar a secção apical
04/40:	Acabamento até ao comprimento de trabalho
Ficheiros adicionais (21mm& 25mm)	-04/15, 04/35, 04/45, 04/50, 04/60 -06/25-40

Total de 29 tamanhos diferentes

Técnica

1. É necessária a utilização de uma peça de mão de baixa velocidade. Binário recomendado 2,5 Ncm e velocidade 500rpm
2. O sistema rotativo Hyflex pode ser utilizado com várias técnicas (crown-down, step-back) ou com a técnica de comprimento único proposta pelo fabricante.
3. Começar com a lima 08/25. Utilizar como um abridor de orifícios. Avançar lentamente sem pressão num movimento de bicada.
4. Utilizar a lima 04/20 para a inspeção anatómica até ao comprimento de trabalho. Avançar lentamente sem pressão num movimento de bicada. Se houver resistência, utilize uma lima manual 02/20 para verificar a permeabilidade.
5. Introduzir a lima 04/25 para inspeção anatómica até ao comprimento de trabalho. Introduzir lentamente a lima no canal, sem pressão, num movimento de bicada.
6. Utilize a lima 06/20 para moldar a parte central do canal radicular. Esta lima também pode ser utilizada para o comprimento de trabalho.
7. Leve a lima 04/30 até ao comprimento de trabalho para alargar a parte apical do canal. Introduza a lima lentamente no canal, sem pressão, num movimento de bicada. Se houver resistência, volte ao passo anterior.
8. Durante a autoclavagem, os instrumentos podem recuperar a sua forma Se, após a autoclavagem, uma lima tiver várias espirais que pareçam alongadas, ou se a lima parecer não estar funcional, a lima deve ser eliminada.

14) FICHEIROS TORCIDOS

Em 2008, a SybronEndo introduziu as limas endodônticas NiTi Twisted (TF). As caraterísticas únicas das limas Twisted são

1) Tecnologia de tratamento térmico de fase R[55]

Esta tecnologia patenteada é utilizada para otimizar a fase molecular e as propriedades do níquel/titânio (NiTi). O Twisted Files TF é fabricado a partir de um processo patenteado de aquecimento, arrefecimento e torção do níquel-titânio na configuração de fase cristalina romboédrica (uma fase intermédia entre a austenite - a fase em repouso - e a martensite - a fase presente durante o funcionamento)

A modificação da estrutura cristalina resultante, que demonstrou ser mais fina do que o Ni Ti processado tradicionalmente, maximiza a flexibilidade e a resistência à rutura.

2) Design torcido, não ligado à terra[56]

A torção optimiza a estrutura do grão e elimina a formação de microfracturas, tornando a lima ainda mais durável. Outras limas endodônticas são fabricadas através da trituração de canais na lima. O esmerilamento enfraquece a estrutura do metal a nível molecular e cria microfracturas na superfície do metal - o que pode levar à separação da lima.

3) Tratamento de superfície avançado[56]

O tratamento especial de acondicionamento da superfície da lima Twisted File dá acabamento à superfície da lima, respeitando a integridade da estrutura do grão subjacente. Os testes demonstram que este tratamento de condicionamento aumenta a dureza da lima.

Sequência e conceção do instrumento [57]

1. As limas torcidas são codificadas por cores para uma fácil identificação. A faixa superior indica o cone e a faixa inferior o tamanho da ponta ISO.
2. Secção transversal triangular, maximizando a flexibilidade.
3. Ponta piloto segura e não cortante, fabricada numa só peça de metal. O cabo não é cravado
9. no eixo do instrumento. Os instrumentos estão disponíveis em dois tamanhos: 23 mm e 27 mm.

Apical grande Sortido	
Tamanho 30	Cone 0,06
Tamanho 35	Cone 0,06
Tamanho 40	Cone 0,04
Pequeno Apical sortido	
Tamanho 25	Cone 0,08
Tamanho 30	Cone 0,06
Tamanho 35	Cone 0,06
Pequeno sortido	
Tamanho 25	Cone 0,08
Tamanho 25	Cone 0,06
Tamanho 25	Cone 0,06
Grande sortido	
Tamanho 25	Cone 0,08
Tamanho 25	Cone 0,06
Tamanho 25	Cone 0,06

Técnica do instrumento[58]

1. A SybronEndo recomenda 500 rpm e qualquer motor elétrico pode alimentar ficheiros Twisted.
2. No pré-operatório, o médico deve determinar uma estimativa do verdadeiro comprimento de trabalho antes de colocar as limas abaixo do(s) orifício(s).
3. Se o(s) orifício(s) estiver(em) aberto(s) e for(em) facilmente negociado(s), o .08/25 TF é colocado no terço coronal de raízes de tamanho médio. Também permite um acesso sem restrições às limas K Flex* manuais e aos instrumentos Twisted files subsequentes que serão utilizados.
4. Todos os canais devem ser negociados com limas K Flex manuais até ao comprimento de trabalho estimado primeiro, antes de introduzir a .08/25 TF no canal abaixo do terço coronal. Quando a primeira lima K Flex manual atingir o ápice, o comprimento de trabalho deve ser confirmado
5. Deve ser estabelecido um trajeto de deslizamento com uma lima K Flex de 15 mãos (criar um trajeto de deslizamento). O trajeto de deslizamento é o alargamento mínimo do canal necessário para permitir uma inserção segura e reproduzível da lima Twisted.
6. Uma raiz média permitirá que as limas Twisted .08 alcancem o ápice em não mais do que 3-4 inserções. Se não for possível utilizar uma técnica de lima única .08/25 TF, 2 limas Twisted

(.08/25 e .06/25) são tudo o que é necessário para preparar um canal, mesmo um com uma curvatura significativa. Como alternativa à técnica de lima única, se o clínico pretender aumentar o diâmetro apical principal para além de um tamanho de ponta #25, pode fazê-lo inserindo subsequentemente as limas torcidas .06/30, .06/35 e .04/40, etc.

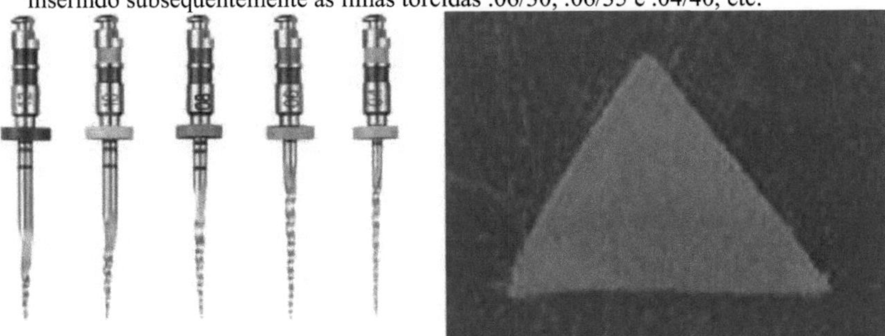

Figura l. A lima torcida, .12/25, .10/25, .08/25, .06/25 Figura 2. Secção transversal de uma lima torcida e
.04/25.

Com mais de 20 anos no desenvolvimento de sistemas rotativos de Ni Ti, o objetivo tem sido simplificar a instrumentação do canal radicular para um processo seguro, eficiente e rápido. Isto levou ao desenvolvimento do sistema de lima única para completar a preparação biomecânica.

Os sistemas de ficheiros simples podem ser classificados da seguinte forma[59] :

1. Sistemas de ficheiros simples utilizados em rotação contínua
2. Sistemas de ficheiros simples utilizados de acordo com o conceito de reciprocidade

1. Os sistemas de ficheiros únicos utilizavam uma rotação incontínua

O One Shape (Micro Méga, Besançon, França) e o F360 (Komet Brasseler, Lemgo, Alemanha) pertencem a este novo grupo de sistemas de ficheiro único.

2. Sistema de lima única utilizado de acordo com o conceito de reciprocidade

Dois sistemas de lima única - Reciproc (VDW, Munique, Alemanha) e WaveOne (Dentsply Maillefer, Ballaigues, Suíça) - seguem este conceito. Estes instrumentos são feitos de M- Wire, uma liga especial de NiTi que é criada através de um processo inovador de tratamento térmico[60] . A sequência de trabalho recíproca consiste num movimento anti-horário (direção de corte) e num movimento horário (libertação do instrumento), em que o ângulo da direção de corte anti-horário é quase três vezes maior do que o ângulo da direção inversa .[61]

15) UMA FORMA

Introduzido pela Micro Méga, Besançon, França, em 2012. Este instrumento é feito de uma liga convencional de NiTi e pode ser utilizado num endomotor rotativo convencional. Disponível como lima com tamanho de ponta 25 e cone 0,06. Comprimentos 21 mm, 25mm, 29mm.[62]

Caraterísticas de conceção do instrumento

1. O sistema One Shape é composto por um único instrumento, com uma ponta de 25 e uma conicidade constante de 0,06, e caracteriza-se por diferentes designs de secção transversal ao longo de todo o comprimento da peça de trabalho.
2. Na região da ponta, a secção transversal representa três arestas de corte simétricas, enquanto no meio da peça de trabalho o desenho da secção transversal muda progressivamente de um desenho assimétrico de três arestas de corte para duas arestas de corte. Na parte coronal, a secção transversal em forma de S apresenta duas arestas de corte simétricas.
3. Os instrumentos One Shape têm um comprimento de passo variável ao longo da parte central do comprimento de trabalho. Este design assimétrico elimina alegadamente o enfiamento e o encravamento do instrumento em rotação contínua.
4. A lima tem uma ponta de segurança não cortante,
5. A velocidade de rotação recomendada pelo fabricante é de 400 e o binário de 4Ncm.

Protocolo de instrumentação [62]

1. De um modo geral, o protocolo One Shape é comparável a outras técnicas de ficheiro único. A principal diferença é que o ficheiro One Shape é utilizado em rotação contínua.
2. Após o acesso, deve ser criado um percurso de deslizamento para uma lima de tamanho 15 e deve ser alcançada a patência. Após a criação de um acesso em linha reta ao canal, o canal deve ser cuidadosamente irrigado com hipoclorito de sódio. A gestão do percurso de deslizamento pode ser efectuada utilizando limas K ou as limas G assimétricas recentemente introduzidas
3. Com a velocidade regulada para a rotação recomendada de 400 rpm, leve o instrumento One Shape para baixo até ao comprimento de trabalho, utilizando um movimento para dentro e para fora (movimento de bicada) sem qualquer pressão, enquanto executa um movimento de limagem circunferencial ascendente, de modo a alargar previamente o canal.
4. Retire e limpe o instrumento One Shape. Deve ser efectuada a irrigação com hipoclorito de sódio e a permeabilidade do canal deve ser verificada.
5. Colocar o instrumento One Shape novamente sob rotação no canal e levá-lo até 3 mm do comprimento de trabalho, utilizando o movimento para dentro e para fora descrito anteriormente, sem qualquer pressão.
6. Colocar o instrumento One Shape novamente sob rotação no canal e levá-lo até ao comprimento de trabalho, efectuando o movimento de bicada sem qualquer pressão. Geralmente, o comprimento de trabalho pode ser alcançado numa e duas ou mais passagens

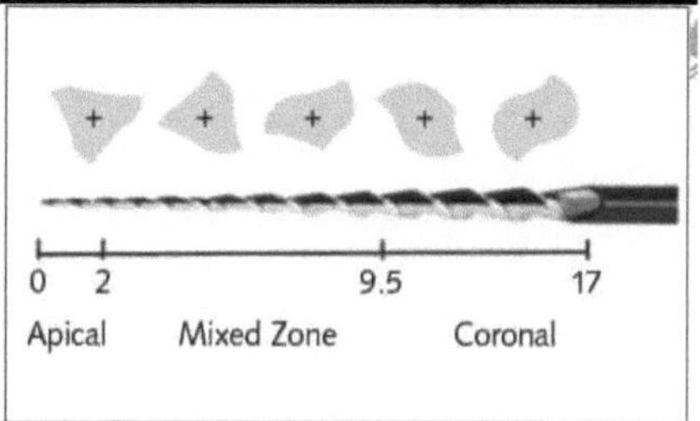

O design único e a secção transversal da lima One Shape: Na parte apical existem três arestas de corte simétricas. No meio, o número diminui para duas arestas de corte; esta parte é assimétrica. Na parte coronal existem duas arestas de corte em forma de S.

16) Onda Um

O novo sistema de limas WaveOne NiTi da Dentsply Maillefer é um sistema de utilização ÚNICA e de lima ÚNICA para moldar completamente o canal radicular do início ao fim. A técnica requer apenas uma lima e uma lima seguida de uma única lima WaveOne para moldar completamente o canal.[63]

As limas NiTi especialmente concebidas funcionam de forma semelhante, mas com uma ação de "força equilibrada" inversa, utilizando um motor especializado pré-programado para mover as limas num "movimento recíproco" para a frente e para trás. As limas são fabricadas com a tecnologia M-Wire, melhorando a força e a resistência à fadiga cíclica até quase quatro vezes em comparação com outras marcas de limas NiTi rotativas. Atualmente, existem três limas no sistema alternativo de lima única WaveOne disponíveis nos comprimentos 21, 25 e 31 mm

Caraterísticas de conceção do instrumento [64]

1. Os instrumentos são concebidos para trabalhar com uma ação de corte inversa.
2. Todos os instrumentos têm uma secção transversal triangular convexa modificada na extremidade da ponta e uma secção transversal triangular convexa na extremidade coronal. Este desenho melhora a flexibilidade geral do instrumento. As pontas são modificadas para seguir com precisão a curvatura do canal.
3. As flautas de passo variável ao longo do comprimento do instrumento melhoram consideravelmente a segurança

4. O motor WaveOne é um motor a pilhas recarregável com uma peça de mão redutora 6:1. O motor pré-programado está definido para os ângulos de reciprocidade e velocidade dos instrumentos WaveOne. O movimento no sentido anti-horário (CCW) é maior do que o movimento no sentido horário (CW). O movimento no sentido contrário ao dos ponteiros do relógio faz avançar o instrumento, encaixando e cortando a dentina.

O movimento CW liberta o instrumento da dentina antes de este poder entrar no canal. Três ciclos de reciprocidade completam uma rotação inversa completa e o instrumento avança gradualmente para dentro do canal com pouca pressão apical necessária.

Todas as marcas de limas NiTi podem ser utilizadas com o motor WaveOne, uma vez que este possui funções adicionais para rotação contínua. No entanto, como as limas WaveOne têm o seu próprio design invertido, só podem ser utilizadas com o motor WaveOne com a sua função de reciprocidade inversa.

❖ **Tamanhos dos instrumentos**

Tipo	Tamanho da ponta ISO	Cónico	Utilização
Ficheiro pequeno WaveOne	21	6%	Utilizado em canais finos
Ficheiro primário WaveOne	25	8%	Utilizado na maioria dos canais
WaveOne Ficheiro grande	40	8%	Utilizado em grandes canais

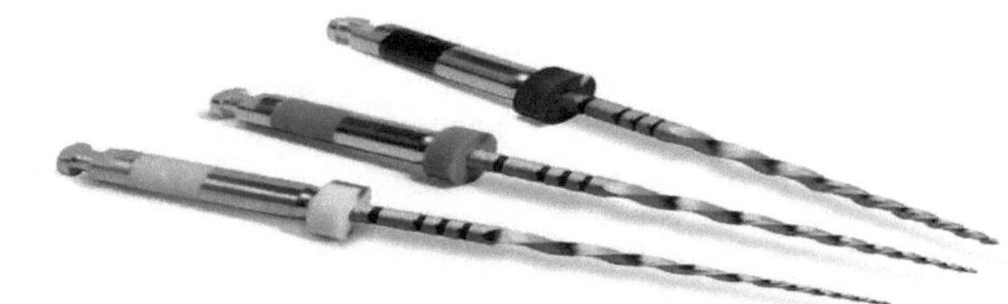

Fig 1: Sistema Wave One

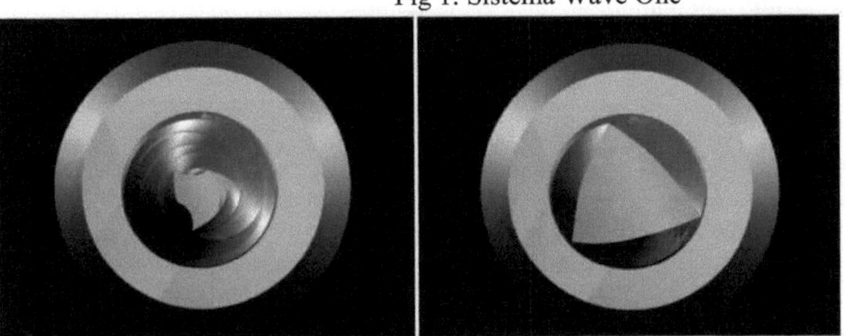

Fig. 2_Secção transversal apical **da WaveOne**, triangular convexa.

Fig. 3_Secção transversal coronal **WaveOne**, triangular convexa modificada.

t **Protocolo de instrumentação**[64]

O primeiro ficheiro manual no canal ajudará na seleção do ficheiro WaveOne da seguinte forma: Se uma lima de 10 K for muito resistente ao movimento, recomenda-se a utilização da lima WaveOne Small. Se uma lima de 10 K se mover facilmente para o comprimento, estiver solta ou muito solta, é preferível a utilização da lima WaveOne Primary e se uma lima de 20 mãos ou maior for para o comprimento de trabalho, deve ser utilizada a lima WaveOne large.

1. Trajetória de deslizamento a ser estabelecida com lima manual . Utilizar as limas WaveOne com um movimento progressivo para cima e para baixo não mais do que três a quatro vezes, sendo necessária pouca força.
2. Inicialmente, levar a lima Wave one até cerca de dois terços do comprimento de trabalho.
3. Se a lima não progredir, confirme o canal patente e considere a utilização de uma lima WaveOne mais pequena. Se o diâmetro do forame for maior do que a lima WaveOne, considere a lima WaveOne maior seguinte; a maioria dos casos será concluída com a lima WaveOne Primary (ponta 25 - conicidade de 0,08 %).
4. Remover as limas regularmente, limpar, irrigar e continuar

18) SISTEMA DE FICHEIROS AUTO-AJUSTÁVEL (SAF)

Os desafios da instrumentação rotatória não satisfeitos pelos sistemas convencionais consistem principalmente em: limpeza e modelação tridimensional (3D) de canais ovais e curvos; o desafio microbiológico de canais ovais infectados; o desafio da obturação tridimensional de canais ovais; e o desafio de manter a integridade da dentina radicular remanescente. O sistema de lima auto-ajustável (SAF) tem como objetivo ultrapassar as desvantagens dos sistemas de limas existentes, concentrando-se na limpeza e modelação tridimensional do sistema de canais radiculares[69]

O sistema SAF é um sistema de limpeza, modelação e irrigação. A lima auto-ajustável (lima SAF; ReDent, Raanana, Israel) faz parte de um sistema que permite o seu funcionamento único e eficaz. A lima é operada com uma cabeça de peça de mão especial (RDT, ReDent) que transforma a rotação do micromotor em vibração de entrada e saída. A lima é utilizada com irrigação contínua, que é fornecida pela bomba VATEA (ReDent), e entra no canal radicular através da lima oca.

O sistema é composto por

1) Ficheiro de auto-ajuste
2) A peça de mão RDT
3) A bomba de irrigação VATEA

> **Caraterísticas de conceção do instrumento**

A lima auto-ajustável é um cilindro oco, de paredes finas, com uma ponta assimétrica. É a primeira lima endodôntica que não tem um núcleo central de metal sólido. As paredes do cilindro são feitas de uma estrutura de níquel-titânio que foi especialmente concebida para permitir uma compressão extrema da lima. A estrutura é constituída por duas vigas longitudinais que estão ligadas entre si por duas séries de arcos concebidos de forma única. Os arcos estão ligados entre si por finas escoras concebidas para evitar que os arcos sejam arrancados da parede do cilindro. A ponta da lima é assimétrica e é construída a partir dos arcos longitudinais que se encontram numa das paredes do cilindro.

> **Tamanhos dos instrumentos**

A lima SAF está disponível em dois diâmetros: 1,5 e 2,0 mm. Ambos são extremamente compressíveis. A lima de 1,5 mm de diâmetro pode ser comprimida para dimensões semelhantes às de uma lima K de tamanho 20. A lima de 2,0 mm de diâmetro pode ser comprimida para dimensões semelhantes às de uma lima K de tamanho 35.

> **A cabeça da peça de mão RDT**

A cabeça da peça de mão RDT tem duas funções: vibração e rotação. As cabeças RDT estão disponíveis para utilização com uma variedade de peças de mão e micromotores. A cabeça RDT funciona a 5000 rpm e a sua principal função é transformar a rotação numa vibração de entrada e saída de 5000 vibrações por minuto.

A lima SAF é fixada à cabeça do RDT através de um mecanismo especial de aderência por fricção. Quando a lima SAF está livre para se mover, roda lentamente a 80 rpm. O contacto da lima SAF com as paredes da dentina ativa um mecanismo de embraiagem na cabeça, que pára toda a rotação da lima, permitindo apenas a ocorrência de vibrações. A cabeça do RDT é feita de titânio, para resistir à corrosão que pode ocorrer com a exposição ao hipoclorito de sódio [66]

> **A bomba de irrigação VATEA**

A bomba de irrigação VATEA é uma bomba peristáltica com um reservatório de 500 ml e um painel de controlo. A bomba é operada por uma bateria recarregável e o seu caudal pode ser ajustado de 1-10 ml por minuto. Um conetor do tipo Luer permite a fixação de um tubo de polietileno que é ligado na sua outra extremidade ao conetor de irrigação do ficheiro SAF

> **O sistema SAF: modo de funcionamento Funilagem do orifício do canal**

Preparar ou verificar um percurso de deslizamento inicial para que uma lima K de tamanho 20 possa ser inserida livremente até ao comprimento de trabalho é uma fase preparatória essencial para a utilização do sistema SAF Se o canal for suficientemente grande para permitir a inserção de uma lima K de tamanho 35 até ao comprimento de trabalho, deve ser selecionada uma lima SAF de 2,0 mm. Se o canal permitir a inserção de uma lima de tamanho 20 ou 25, será selecionada uma lima SAF de 1,5 mm. [67]

- Protocolo de instrumentação

1. A lima SAF é então ligada à cabeça do RDT e o tubo de irrigação é ligado ao cubo da lima
2. O micromotor é acionado a uma velocidade constante de 5000 rpm, e a lima SAF começa a vibrar e deve rodar lentamente.
3. A lima deve ser utilizada no canal com um movimento de bicada.
4. O sistema de irrigação deve funcionar a 4 ml/min durante toda a operação.
5. A maior parte da ação mecânica de remoção de dentina pela lima SAF é realizada nos primeiros 2 minutos de funcionamento. No entanto, recomenda-se a utilização da lima SAF
   durante um total de 4 minutos por canal para permitir a ação completa de limpeza-irrigação, com o seu importante efeito antimicrobiano.

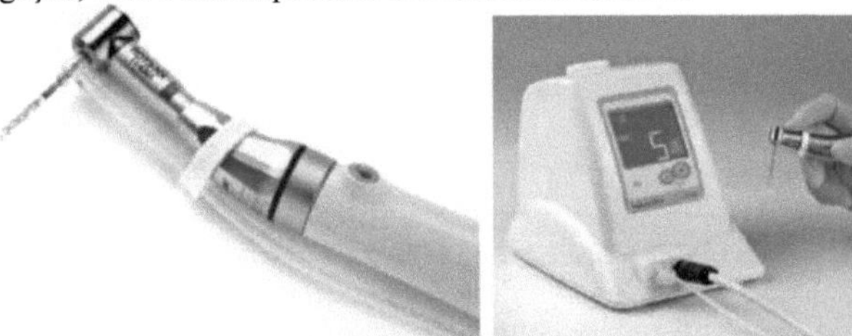

Sistema de auto-ajuste - lima de auto-ajuste, peça de mão RDT com bomba de irrigação Vatea

Capítulo 7

VII. ESTRATÉGIAS CLÍNICAS DE UTILIZAÇÃO

Nunca é demais sublinhar a importância de um acesso adequado e direto aos canais radiculares. O acesso ao sistema de canais radiculares tem de proporcionar uma via direta para os orifícios sem enfraquecer a estrutura dentária remanescente. Recomenda-se a criação de um trajeto de deslizamento com limas K de aço inoxidável, tamanhos 10, 15 e possivelmente 20, até à profundidade que uma rotação subsequente deve atingir. Assim que esta trajetória de deslizamento estiver assegurada, os rotários de NiTi são utilizados de uma forma "crown- down" em vez de uma forma "step-back". Por outras palavras, os rotários são utilizados de tamanhos grandes para pequenos.[68] Qualquer lima é avançada até ser atingida uma certa resistência e depois retirada.

Cada sistema rotativo NiTi tem uma forma específica e óptima de utilização que foi recomendada pelo fabricante. A seguir estão alguns princípios estratégicos gerais para ajudar o praticante a usar com segurança e sucesso os sistemas rotatórios NiTi:

1. **Preparação do acesso - um** acesso **deficiente** promoverá erros de procedimento. Embora seja geralmente importante na preparação do canal radicular, o acesso adequado é crucial para a utilização de rotários NiTi. Tente sempre criar um acesso direto ao terço coronal ou médio do canal radicular antes da utilização do Rotary.
2. **Não force as limas** - Os rotaries **NiTi** requerem uma técnica passiva. Se for encontrada resistência, não force a lima! Pare imediatamente e, antes de continuar, aumente o cone coronal e recapitule utilizando pequenas limas manuais de aço inoxidável.
3. **Anatomia de canais difíceis - os canais** que representam uma anatomia difícil devem ser detectados, analisados e cuidadosamente instrumentados com limas manuais antes da introdução de rotários.
4. **Não utilize demasiado as limas** - "Uma só vez" é o número mais seguro, mas a tensão real acumulada na lima depende do caso. Por conseguinte, as limas podem ser utilizadas para mais do que um canal, mas podem ter de ser substituídas durante a moldagem de um canal particularmente difícil. Inspeccione os instrumentos frequentemente e deite fora quaisquer rotários dobrados.
5. **Evitar a quebra requer prática** - a quebra **do rotativo** ocorre mais frequentemente durante as fases iniciais da curva de aprendizagem. O clínico que está a mudar do aço inoxidável para o níquel titânio deve frequentar cursos de formação contínua com clínicos e educadores experientes, seguidos de uma prática extensiva in vitro em blocos de plástico e dentes extraídos.
6. **Não tente contornar os rebordos** - é necessário **confirmar** ou criar uma via com limas K rectas antes de utilizar qualquer rotativa de NiTi.
7. **Evite cortar com todo o comprimento da lima** - quanto mais lima estiver envolvida no canal radicular, maior é o potencial de fratura do instrumento. Este encaixe total ou friccional da lima no canal provocará o bloqueio do cone e a fratura. Lembre-se de que um instrumento rotativo quebrado e despercebido pode causar erros graves no procedimento.
8. **Não iniciar e parar** - devem ser evitadas mudanças **bruscas** na direção de um Rotary provocadas pelo operador. Um movimento suave e delicado de alargamento é mais eficiente; os rotários devem ser inseridos e retirados de um canal enquanto rodam.
9. **O controlo do comprimento é fundamental** - o comprimento **de trabalho** deve ser bem estabelecido e

controlada, tal como o comprimento efetivo da lima VIII. MODIFICAÇÕES PARA UTILIZAÇÃO NA DENTIÇÃO DECÍDUA

A dentina dos dentes decíduos é mais macia e menos densa do que a dos permanentes. As raízes são mais curtas, mais finas e mais curvas, muitas vezes com reabsorção indetetável da ponta da raiz. Os canais são caracterizados por uma morfologia em forma de fita.

- Kuo et al (2006)70 afirmou que uma das principais preocupações da aplicação de protocolos para dentes permanentes em dentes decíduos é a perfuração lateral na superfície interna da raiz. Ele sugeriu um protocolo modificado para economizar tempo. As diretrizes começam com a utilização de uma lima K de tamanho 10, seguida do sistema rotativo SX e S2 ProTaper e, em seguida, terminando a preparação com 25 ou 30 limas H. A lima S1 não foi utilizada porque era demasiado pequena para preparar eficazmente o canal dos dentes decíduos e as limas F não foram utilizadas porque o aumento da conicidade (7%-9%) e o tamanho da ponta resultaram numa remoção excessiva da dentina apical.

- Kummer et al (2008)[77] utilizou um protocolo modificado para os Hero Shapers.
  1. Hero 642 cónico 0,04, tamanho 30, 2 mm aquém do comprimento de trabalho
  2. Hero 642 cónico 0,02, tamanho 35 até ao comprimento de trabalho
  3. Hero 642 cónico 0,02, tamanho 40 até ao comprimento de trabalho
- Azar et al (2012)[80] sugeriram uma sequência modificada para o ProTaper, ou seja, S1, S2, F1 e compararam a eficácia de limpeza deste protocolo com o sistema Mtwo NiTi, tendo ambos apresentado uma eficácia de limpeza comparável.
- Pinheiro et al (2012)[82,83] utilizaram o sistema S1,S2,F1,F2 ProTaper e compararam-no com a técnica manual e híbrida no que respeita ao tempo de preparação e à redução de E.faecalis. A técnica híbrida mostrou maior tempo de preparação, mas melhor redução de bactérias do que as técnicas rotativa e manual.

Capítulo 8

VIII. RESULTADOS DA UTILIZAÇÃO NA DENTIÇÃO DECÍDUA

1. **Eficiência de limpeza:**

Katge et al (2014)[71] verificaram que a eficácia de limpeza do sistema Wave One é comparável à do ProTaper, mas melhor do que a da lima K nos terços médio e coronal.

Contradizendo os resultados acima referidos, Madan et al (2011)[78] afirmaram que a eficácia de limpeza dos canais na área coronal era melhor para o ProTapers em comparação com as limas K, mas tal não era significativo. No terço médio, obtiveram resultados semelhantes, enquanto a eficácia de limpeza foi significativamente melhor para a lima K no terço apical. Kummer et al (2008)[77] também verificaram que as limas K removem mais dentina nos terços coronário e médio em comparação com as Hero Shapers. Moghaddam et al (2009)[79] verificaram que a eficácia de limpeza das limas K era melhor do que a das Flexmaster.

No entanto, Bahrololoomi et al (2007)[75] não encontrou diferença significativa na eficácia de limpeza entre as limas K e flexmaster nos terços coronal, médio e apical dos canais de dentes anteriores decíduos. Silva et al (2004)[89] também tiveram achados semelhantes ao utilizar as limas K com Profile 0.04. Pinheiro et al (2012)[83] compararam a instrumentação manual, híbrida e rotativa e não encontraram diferenças significativas entre todos os sistemas.

2. **Limpeza microbiana:**

Pinheiro et al em 2012[87] compararam a instrumentação efectuada com limas K manuais e sistema ProTaper rotativo e sistema híbrido (lima 15K, S1,S2,lima 15 K, lima 20 K, F1,lima 25 K, F2) e em 2014 compararam as limas K manuais com o sistema ProTaper para a erradicação de estirpes de Enterococcus faecalis. Verificaram que todas as técnicas reduziram significativamente a bateria e que eram comparáveis. Esta conclusão foi semelhante à de outro estudo em que Subramanium et al[72] compararam a instrumentação com limas K, HERO Shapers e limas K manuais NiTi para a redução de bactérias aeróbias e anaeróbias em molares primários. A redução percentual foi superior a 90% em todos os grupos, tanto para as bactérias aeróbias como para as anaeróbias, sem quaisquer diferenças significativas entre os grupos.

3. **Forma e conicidade do canal**

Musale et al (2013)[85] utilizaram a CBCT e mostraram que foi alcançada uma melhor conicidade do canal com limas rotativas (ProFile 0,04, ProTaper, Hero Shaper 0,04) em comparação com as limas K manuais. Esta conclusão estava de acordo com as de Nagaratna et al (2006)[74] e Crespo et al (2008)[76] utilizando impressões elastoméricas. A análise visual qualitativa das imagens efectuada por Kummer et al (2008)[77] mostrou que os Hero Shapers produziram canais mais regulares em comparação com as limas K.

4. **Remoção de detritos e da camada de esfregaço**

Pinheiro et al (2012)[82] fizeram uma análise de microscopia eletrónica de varrimento para avaliar a remoção de detritos e smear layer por instrumentação manual, técnica híbrida e sistema ProTaper e concluíram que a instrumentação manual apresentou a menor quantidade de detritos e a maior quantidade de remoção de smear layer em comparação com os outros grupos.

5. **Tempo de trabalho**

Pinheiro et al (2012)[83] verificaram que o tempo de instrumentação foi menor com instrumentos rotativos em comparação com técnicas manuais e híbridas. Estes resultados estão de acordo com os estudos efectuados por Rosa et al (sistema K3 e limas K)[86] , Bahrololoomi et al 2007[75] (limas K e limas rotativas Flexmaster), Kummer et al 2008[77] (limas K e Hero642), Ochoa-Romero et al 2011[81] (K3 rotary e K-files), Nagaratna et al 2006[74] (K-file e ProFiles), Moghaddam et al 2009[79] (K-File e Flexmaster) e Katge et al[71] que afirmaram que a Wave One é mais económica em termos de tempo em comparação com a ProTaper e as K-files. Musale et al[85] afirmaram que o tempo necessário para a instrumentação era mais elevado para os K-files, seguido do ProFile 0,04, Hero Shapers 0,04 e ProTapers.

Em contraste com os resultados acima referidos, Madan et al (2011)[78] verificaram que o tempo necessário para a instrumentação com K-files era inferior ao do ProTapers. Esta diferença pode dever-se à variação na experiência do operador.

6. **Perfuração, fecho de correr e transporte**

   Rosa et al (2014)[86] verificaram que a deslocação apical observada com as limas K e o sistema K3 Rotary era insignificante e comparável para ambos os grupos. Conaglu et al (2006)[73] compararam as limas K, as ProFiles e a instrumentação ultra-sónica e verificaram uma formação máxima de zíper e transporte do canal com as limas ultra-sónicas e insignificante com as outras duas.

   No entanto, Kummer et al (2008)[77] afirmaram que as perfurações radiculares foram observadas em poucas amostras utilizando instrumentos rotativos em áreas coincidentes com a maior reabsorção radicular. As mais comuns foram as raízes linguais e vestibulares dos molares inferiores e as raízes mesiobucais dos molares superiores. Enquanto Ozen et al (2013)[84] encontraram um número insignificante de perfurações com a técnica manual.

7. **Falha e distorção do instrumento**

   Nagaratna et al (2006)[74] salientaram que a desvantagem dos instrumentos rotativos é a taxa de fratura mais elevada, ao passo que foi observada uma maior distorção com as limas K, o que está de acordo com um estudo de Musale et al (2013)[85] . No entanto, Bahrololoomi et al (2007)[75] e Kummer et al (2008)[77] não encontraram fracturas durante o seu estudo.

8. **Tempo necessário para a obturação e qualidade da obturação**

   Ochoa-Romero et al (2011)[81] compararam os sistemas K3 e manual e concluíram que o tempo necessário para a obturação foi maior quando a preparação do canal foi efectuada com limas manuais. Além disso, 80% dos canais preparados com o sistema rotativo K3 tiveram uma obturação óptima, ao contrário de apenas 50% no grupo manual. 10% dos canais foram preenchidos em excesso em ambos os grupos.

Capítulo 9

IX. VANTAGENS E DESVANTAGENS

VANTAGENS DOS INSTRUMENTOS ROTATIVOS EM RELAÇÃO AOS MANUAIS:

1. Uma das vantagens da rotação mecânica é a capacidade melhorada de recolher e remover os detritos do sistema de canais. A instrumentação manual pode empurrar os detritos lateralmente para os meandros da anatomia do canal ou mesmo apicalmente através do forame do canal quando se utilizam técnicas que normalmente incluem inserções de limas sem rotação ou rotações de limas no sentido contrário ao dos ponteiros do relógio. Em contraste, a rotação contínua no sentido dos ponteiros do relógio transportará os detritos apenas na direção coronal a partir das ramificações do canal e do forame apical.
2. A rotação mecânica proporciona um envolvimento mais constante de 360 graus da ponta da lima no canal, o que a obriga a seguir o canal e resulta num melhor controlo para manter o eixo central do canal, reduzindo a incidência de saliências ou perfurações. A flexibilidade para seguir o canal permite-nos ser mais conservadores na preservação da estrutura dentária enquanto limpamos e modelamos eficazmente o canal.
3. A vantagem mais óbvia da rotação contínua é a redução do tempo necessário para instrumentar o canal. O facto de uma lima em rotação constante de 200 a 2.000 rpm produzir resultados mais rapidamente do que a instrumentação manual que tem rotações significativamente mais lentas e intermitentes.

VANTAGENS DA INSTRUMENTAÇÃO ROTATIVA EM DENTES DECÍDUOS

1. Os resíduos de tecido são removidos mais fácil e rapidamente
2. As limas NiTi são flexíveis, permitindo assim um acesso fácil a todos os tipos de canais
3. As limas NiTi não precisam de ser pré-curvadas
4. Limas NiTi As limas rotativas seguem a anatomia original do canal
5. Menos tempo de instrumentação
6. Menor fadiga do operador e do paciente, resultando numa melhor cooperação
7. Os canais preparados têm a forma de um funil, o que resulta numa obturação mais previsível.

DESVANTAGENS DA INSTRUMENTAÇÃO ROTATIVA NO SECTOR PRIMÁRIO DENTES

1. Custo do endomotor e da peça de mão
2. Aumento do custo das limas NiTi
3. Fadiga cíclica de instrumentos
4. As limas rotativas são propensas a fracturas
5. Curva de aprendizagem acentuada
6. Os sistemas rotativos podem também gerar ansiedade nas crianças, uma vez que são mais ruidosos e geram vibrações, comprometendo assim a cooperação.
7. Se o comprimento de trabalho não for respeitado, provoca um maior alargamento apical do que as limas manuais.

CONCLUSÃO

O maior avanço na preparação biomecânica é a instrumentação rotativa de níquel-titânio que ganhou rápida popularidade e aceitação pelos dentistas em todo o mundo. Este sistema está lentamente a ganhar aceitação também na endodontia pediátrica.

A preparação do canal radicular com instrumentos rotativos NiTi é um procedimento muito eficaz e seguro. No entanto, é necessário compreender a anatomia variada dos canais radiculares dos dentes decíduos e os princípios de utilização do sistema rotativo selecionado. Cada canal tem de ser avaliado pelo seu próprio mérito no que diz respeito ao comprimento, largura e curvatura e à quantidade de reabsorção fisiológica ou patológica que está a ocorrer. Só então se pode tomar uma decisão informada sobre a estratégia para a preparação desse canal específico. Os sistemas rotativos de NiTi são o futuro da endodontia pediátrica, mas cada caso tem de ser analisado e têm de ser implementadas técnicas modificadas adequadas. Isto não só ajudará num regime de tratamento mais rápido, mas também garantirá uma preparação óptima conducente à obturação.

No entanto, é preciso compreender que nenhum sistema é "à prova de falhas" e é preciso estar ciente de que, quando incorretamente utilizado ou abusado, pode sofrer fadiga e falhar. Também é importante compreender que estes sistemas requerem uma curva de aprendizagem significativa para serem dominados e não são considerados uma panaceia.

REFERÊNCIAS

Fanning E. Efeito da extração de molares decíduos na formação e erupção dos seus sucessores. Angle Orthod.1961;32(1):44-53

Goerig AC, Camp JH. Tratamento do canal radicular em dentes decíduos: uma revisão. Pediatr Dent 1983 Mar;5(1):33-7

Rimondini L, Baroni C. Critérios morfológicos para o tratamento do canal radicular de molares decíduos em reabsorção. Endod Dent Traumatol 1995;11:136-41

Sarkar S, Rao AP. Número de canais radiculares, sua forma, configuração, canais radiculares acessórios na morfologia da polpa radicular. Um estudo preliminar. JISPPD 2002; 20 : 93-7

Kuo C, Wang Y, Chang H, Huang , Lin C, Li U,et al. Aplicação de limas rotativas de NiTi para pulpectomia em molares primários. J Dent Sci 2006;1(1):10-5

Ruddle CJ. Limpeza e modelação do sistema de canais radiculares. Em: Cohen S, Burns RC, 9th eds. Pathways of the Pulp (Vias de acesso da polpa). St Louis: Mosby, 2006.

Buehler WH, Gilfrich JV, Wiley RC. Effect of low temperature phase changes on the mechanical properties of alloys near composition TiNi. Jornal de Física Aplicada 1963;34: 1475-7

Barr ES, Kleier DJ, Barr NV. Utilização de limas rotativas de níquel-titânio para a preparação do canal radicular em dentes decíduos. Pediatr Dent 2000; 22(1):77-78

Silva LA, Leonardo MR, Nelson-Filho P, Tanomaru JM. Comparação das técnicas de instrumentação rotatória e manual na capacidade de limpeza e no tempo de instrumentação em molares decíduos. J Dent Child 2004; 71(1):45-47

Buehler WJ, Wang FE. A summary of recent research on the Nitinol alloys and their potential application in ocean engineering. Ocean Engineering 1968;1:105-20

Civjan S, Huget EF, DeSimon LB. Potential Applications of Certain Nickel-Titanium (Nitinol) Alloys (Aplicações Potenciais de Certas Ligas de Níquel-Titânio (Nitinol)). J DentRes. 1975:54-85

Nisha Garg, Amit Garg. Livro de Texto de Endodontia - terceira edição. p.157

Serene TP, Adams JD, Saxena A (1995) Instrumentos de Níquel-Titânio: Applications in Endodontics (Aplicações em endodontia). St Louis MO, EUA: Ishiyaku Euro America, Inc

Lloyd. Instrumentação do canal radicular com instrumentos ProFile. Tópicos de Endodontia 2005;10:151-154

Schilder H: Limpeza e modelação do canal radicular. Dent Clin North Am 1974;18:269

Suresh Chandra B, Gopi Krishna V editores. A prática endodôntica de Grossman. Décima segunda edição.

Ingle, Bakland, Baumgartner. Endodontia de Ingles. Sexta edição.

Cohen S, Burns RC eds. Pathways of the Pulp , 5th edn. St Louis, EUA: Mosby.

Ruddle CJ, West JD, Machtou P. O movimento de moldagem: tecnologia de quinta geração em endodontia. Dent Today 2013 Apr;32(4):94,96-9

Lee D-H, Park JB, Saxena A, Serene TP Melhoria da dureza da superfície através da implantação de boro na liga de Nitinol. Jornal de Endodontia 1996;22:543-56

Schäfer E Instrumentos de canal radicular para uso manual: uma revisão. Endodontia e Traumatologia Dentária 1997;13:51-64

Thompson SA. Uma visão geral das ligas de níquel-titânio utilizadas em medicina dentária. Int Endod J 2000;33:297-310.

Wang FE, Pickart SJ, Alperin HA. Mechanism of the NiTi martensitic transformation and the crystal structures of NiTi-II and NiTi-III phases. Journal of Applied Physics1997; 43: 97-112.

Hulsmann M, Schade M, Schafer's F. Um estudo comparativo da preparação do canal radicular utilizando instrumentos Profile 0.04 e Light Speed NiTi. Int Endod J

2001;34:538-546.
Bergmans L, Van CJ, Beullens M, Wevers M, Van MB, Lambrechts P. Design de eixo cónico progressivo versus constante utilizando instrumentos rotativos de NiTi. Int Endod J 2003;36:288-295
Schafer E, Tepel J. Relação entre as caraterísticas de desenho dos instrumentos endodônticos e as suas propriedades. Parte III. Resistência à flexão e à fratura. J Endod 2001;27:299-303
Diemer F, Calas P. Efeito do comprimento do passo no comportamento dos instrumentos rotativos de canal radicular de tripla hélice. J Endod 2004;30:716-718
Hashem AA, Ghoneim AG, Lutfy RA, et al. Análise geométrica de canais radiculares preparados por quatro sistemas de moldagem rotativos de NiTi. J Endod. 2012;38:996-1000
Thompson SA1, Dummer PM . Capacidade de moldagem dos instrumentos rotativos de níquel-titânio Lightspeed em canais radiculares simulados. Parte 1. J Endod. 1997 ;23(11):698-702
(LSX) Iqbal MK, Banfield B, Lavorini A, Bachstein B. Uma comparação dos instrumentos rotativos LightSpeed LS1 e LightSpeed LSX NiTi no transporte apical e no controlo do comprimento em canais radiculares simulados. J Endod. 2007 Mar;33(3):268-71
Lloyd. Instrumentação do canal radicular com instrumentos ProFile. Tópicos de Endodontia. 2005; 10: 151-154
Blum JY, Machtou P, Micallef JP. Localização das áreas de contacto nos instrumentos Profile rotativos em relação às forças desenvolvidas durante a preparação mecânica em dentes extraídos. Int Endod J 1999; 32: 108-114
Kavanagh D, Lumley PJ. Uma avaliação in vitro da preparação do canal utilizando instrumentos cónicos Profile .04 e .06. Endod Dent Traumatol 1998;14: 16-20.
Schrader C, Ackermann M, Barbakow F. Descrição passo-a-passo de uma técnica de preparação rotativa do canal radicular. Int Endod J 1999; 32: 312-320
Buchanan LS. A preparação do canal radicular com cone padronizado - Parte 1. Conceitos para instrumentos de modelação de conicidade variável. Int Endod J 2000; 33: 516-29
Catálogo FKG Dentaire RaCe. Instruções de utilização. Sistema endodôntico rotativo. Produtos dentários suíços ps.
Al-Sudani D, Al-Shahrani S. Uma comparação da centragem do canal dos sistemas rotativos ProFile, K3 e RaCe Nickel Titanium. J Endod 2006;32:1198-201.
Catálogo FKG Dentaire iRaCe. Instruções de utilização. Sistema endodôntico rotativo. Produtos dentários suíços.
Hülsmann M, Schade M, Schäfers F. Um estudo comparativo da preparação do canal radicular com os instrumentos rotativos de Ni-Ti HERO642 e Quantec SC. Int Endod J. 2001;34:538- 46.
Sonntag D. FlexMaster: um sistema universal. Endod Topics 2005; 10, 183-18.
Ruddle CJ. A técnica Protaper. Endod Prac 2002;5:22-30
Ruddle CJ. A técnica ProTaper. Endod Topics. 2005;10:187-190.
Elnaghy AM. Resistência à fadiga cíclica das limas rotativas de níquel-titânio ProTaper Next Int Endod J. 2014 Nov;47(11):1034-9.
Capar, Arslan. Uma comparação in vitro entre detritos extrudidos apicalmente e tempos de instrumentação com os instrumentos ProTaper Universal, ProTaper Next, Twisted File Adaptive e HyFlex. J Endod. Oct 2014; 40(10):1638-1641.
Um estudo comparativo dos instrumentos Endoflare-Hero Shaper e Mtwo NiTi na preparação de canais radiculares curvos Veltri M, Mollo.A, Mantovani.L, Pini.P, Balleri.P, Grandini. Int Endod J.2005; 38, 610-16.
Schneider SW. Uma comparação de preparações de canais em canais radiculares rectos

e curvos. Oral Surg Oral Med Oral Path. 1971;32(2):271-275.
Schäfer E, Florek H. Eficiência de instrumentos rotativos de níquel-titânio K3 em comparação com instrumentos manuais de aço inoxidável K-Flexofile. Parte 1. Capacidade de moldagem em canais curvos simulados. Int Endod J. 2003;36(3):199-207.
Chow DY, Stover SE, Bahcall JK, Jaunberzins A, Toth JM. Uma comparação in vitro dos ângulos de inclinação entre os sistemas de limas endodônticas K3 e ProFile. J Endod. 2005 Mar;31(3):180-2.
Khalilak Z, Alavi K, Akhlaghi NM, Mehrvarzfar P, Dadresanfar B. Capacidade de centralização do canal de três sistemas de limas rotativas em canais curvos simulados: Um estudo comparativo. Indian J Dent Res 2009;20:400-3.
Aminsobhani M, Ghorbanzadeh A, Dehghan S, Niasar AN, Kharazifard MJ. Uma comparação de preparações de canal por limas rotativas Mtwo e RaCe utilizando técnicas de sequência completa versus uma lima rotativa; uma análise de tomografia computorizada de feixe cónico. Saudi Endod J 2014;4:70-6.
Ray, Kirkpatrick, Rutledge. Fadiga cíclica das limas rotativas EndoSequence e K3 num modelo dinâmico. J Endod.2007 Dec;33(12):175-177.
Yamamura B1, Cox TC, Heddaya B, Flake NM, Johnson JD, Paranjpe A. Comparação do transporte do canal e da capacidade de centragem das limas rotativas endosequence e vortex utilizando a tomografia microcomputada.J Endod. 2012 Aug;38(8):1121-5.
Otsuka K, Wayman CM. Shape Memory Materials, 1ª ed., Cambridge, Reino Unido. Cambridge, Reino Unido: Cambridge University Press; 1998.
Limas rotativas Hyflex CM
http://www.hyflexcm.com/DevDownloads/30464A_HYFLEX-CM_bro.pdf
Mounce RE. Mistura de elegância e simplicidade endodôntica: a preparação de lima única torcida e o obturador RealSeal one a condizer. Int Dent SA 2010;12:40-8.
Li H, Zhang C, Li Q, Wang C, Song Y. Comparação da eficiência de limpeza e das caraterísticas de deformação dos instrumentos rotativos Twisted File e ProTaper. Eur J Dent 2014;8:191-6.
Aydina C, Inanb U, Gultekina M. Comparação da capacidade de moldagem de limas torcidas com instrumentos de níquel-titânio ProTaper e RevoS em canais simulados. J Dent Sci. 2012; 7:283-88.
Alapati SB, Brantley WA, Iijima M, et al. Caracterização metalúrgica de um novo fio de níquel-titânio para instrumentos endodônticos rotativos. J Endod 2009;35:1589-1593
Gernhardt.One Shape - um sistema de lima única de NiTi para instrumentação do canal radicular utilizado em rotação contínua. ENDO (Lond Engl) 2013;7(3):211-216.
Kuttler S, Bonilla C, Perez R, Hardigan P. Avaliação da espessura remanescente da parede do canal e da capacidade central após a instrumentação com um novo sistema alternativo. 2011a. No prelo
Bürklein S, Benten S, Schäfer E. Avaliação quantitativa de detritos extruídos apicalmente com diferentes sistemas de lima única: Reciproc, F360 e OneShape versus Mtwo. Int Endod J. 2014 maio;47(5):405-9
Uma forma Gernhardt. One Shape - Um sistema de lima única para a preparação do canal radicular utilizado em movimento contínuo. ENDO (Lond Engl) 2013;7(3):211-217
Webber J, Machtou P, Pertot W, Kuttler S, Ruddle C, West J. O sistema de reciprocidade de ficheiro único WaveOne. Raízes 2011;1:28-33
Metzger, Zvi, et al. "A lima auto-ajustável (SAF). Parte 3: remoção de detritos e camada de esfregaço - um estudo de microscópio eletrónico de varrimento. "J Endod 2010;36(4): 697-702.
Metzger, Zvi, et al. "A lima auto-ajustável (SAF). Parte 1: respeitar a anatomia do canal radicular - um novo conceito de limas endodônticas e sua implementação. "J

Endod 2010;36(4): 679-690.
Metzger et al O sistema de ficheiros auto-ajustável 191. ENDO (Lond Engl) 2013;7(3):189-210.
Schäfer, E., Schulz-Bongert, U., & Tulus, G. (2004). Comparação da instrumentação rotativa manual de aço inoxidável e níquel-titânio: um estudo clínico. J Endod. 2004;30(6):432-435
Bössler C, Peters OA, Zehnder M. Impacto do parâmetro do lubrificante no binário e na força dos instrumentos rotativos. J Endod. 2007; 33:280-3
Berutti E, Angelini E, Rigolone M, Migliaretti G et al. Influência do hipoclorito de sódio nas propriedades de fratura e corrosão dos instrumentos rotativos ProTaper. Int Endod J. 2006;39:693-9
Kuo C, Wang Y, Chang H, Huang G, Lin C, Li U et al. Aplicação de limas rotativas de Ni-Ti para pulpectomia em molares primários. J Dent Sci. 2006;1(1):10-15
Katge F, Patil D, Poojari M, Shitoot A, Rusawat B. Comparação do tempo de instrumentação e da eficácia de limpeza da instrumentação manual, sistemas rotativos e sistemas alternativos em dentes decíduos: Um estudo in vitro. J Indian Soc Pedod Prev Dent. 2014 Oct;32(44):311-316
Subramanium P, Tabrez TA, Girish Babu KL. Microbiological assessment of root canals following use of rotary and manual instruments in primary molars. J Clin Pediatr Dent. 2013;38(2):123-127
Conaglu H, Tekcicek M, Cehreli Z. Comparação da preparação convencional, rotativa e ultra-sónica, diferentes regimes de irrigação final e 2 selantes na terapia de canais radiculares de molares primários. Pediatr Dent.2006;28:518-523
Nagaratna P, Shashikiran N, Subbareddy V. Comparação in vitro de instrumentos rotativos de NiTi e instrumentos manuais de aço inoxidável em preparações de canais radiculares de molares primários e permanentes. J Indian Soc Pedod Prev Dent. 2006 Dez:186-191
Bohrololoomi Z, Tabrizizadeh M, Salmani L. Comparação in vitro do tempo de instrumentação e da capacidade de limpeza entre as técnicas de preparação manual e rotativa em dentes anteriores decíduos. J Dent. 2007;4(2):59-62
Crespo S, Cortes O, Garcia C, Perez L. Comparação entre instrumentação rotativa e manual em dentes decíduos. J Clin Pediatr Dent. 2008;32(4):295-298
Kummer TR, Calvo MC, Cordeiro MMR, Vieira R, Rocha M, Catarina S. Estudo ex vivo das técnicas de instrumentação manual e rotatória em dentes decíduos humanos. Oral Surg Oral Med Oral Pathol Oral Radiol Oral Endod. 2008;105:e84-e92
Madan N, Rathnam A, Shigli AL, Indushekar KR. K-file vs ProFiles na capacidade de limpeza e tempos de instrumentação em canais radiculares de molares primários: um estudo in vitro. J Indian Soc Pedod Prev Dent. 2011 Jan. 29(1):2-6
Moghaddam KN, Mehran M, Zadeh HF. Eficácia da limpeza do canal radicular com instrumentos de limas rotativas e manuais em molares primários. Iran Endod J. 2009 primavera;4(2):53-57
Azar M, Mokhtare M. Sistema rotativo Mtwo versus instrumentos manuais de lima K: Eficácia na preparação de canais radiculares de molares primários e permanentes. Indian J Dent Res. 2011 Mar-abril;22(2):363-367
Ochoa-Romero T, Mendez-Gonzalez V, Flores-Reyes Hector, Poos-Guillen A. Comparação entre técnicas rotativas e manuais na duração da instrumentação e tempos de obturação em dentes decíduos. J Clin Pediatr Dent. 2011; 35(2):359-363
Pinheiro SL, Neves LS, Duarte DA, Bueno C, Cunha R. Análise do tempo de instrumentação e limpeza entre as técnicas manual e rotatória em molares decíduos. RSBO Revista Sul-Brasileira de Odontologia. 2012 Jul;9(3):238- 244
Peinhero SL, Araujo G, Bincelli I, Cunha R, Bueno C. Avaliação da capacidade de limpeza e do tempo de instrumentação das técnicas de instrumentação manual, híbrida e

rotatória em molares decíduos. Int Endod J. 2012;45:379-385
Ozen B, Akgun O. A comparison of Ni-Ti rotary and hand files instrumentation in primary molars. 2013;6(1):6-8
Musale PK, Mujawar SA. Avaliação da eficácia de limas rotativas vs. limas manuais na preparação do canal radicular de dentes decíduos in vitro utilizando CBCT. Eur Arch Peditr Dent. 2014 Abr;15(2):113-20
Rosa FM, Modesto A, Faraco-Junior IM. Técnicas de instrumentação manual e rotatória para preparo de canais radiculares em molares decíduos. Dent 3000. 2014;2(1) doi:10.5195/d3000.2014.19
Peinheiro SL, Silva J, Gonsalves R, Villalpando K. Capacidade da instrumentação manual e rotatória na redução de Enterococcus faecalis associado à terapia fotodinâmica em molares decíduos. Braz Dent J.2014;25(6):502-507
Makarem A, Ravandeh N, Masoumeh E. Avaliação radiográfica e tempo de cadeira de instrumentos rotativos na pulpectomia de dentes segundos molares decíduos: Um ensaio clínico controlado e aleatório. J Dent Res Dent Clin Dent Prospect. 2014;8(2):84-89
Silva L, Leonardo M, Nelson-Filho P, Tanomaru J. Comparação das técnicas de instrumentação rotatória e manual na capacidade de limpeza e no tempo de instrumentação em molares decíduos. J Dent Child. 2004; 71(1):45-47

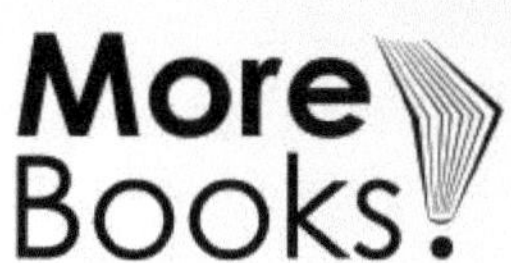

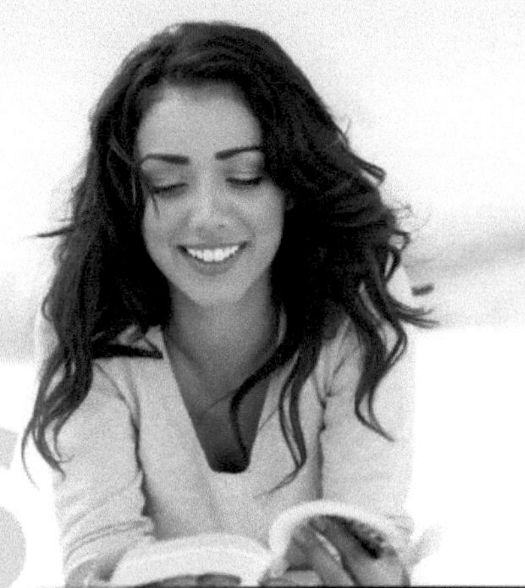

yes

I want morebooks!

Buy your books fast and straightforward online - at one of world's fastest growing online book stores! Environmentally sound due to Print-on-Demand technologies.

Buy your books online at
www.morebooks.shop

Compre os seus livros mais rápido e diretamente na internet, em uma das livrarias on-line com o maior crescimento no mundo! Produção que protege o meio ambiente através das tecnologias de impressão sob demanda.

Compre os seus livros on-line em
www.morebooks.shop

info@omniscriptum.com
www.omniscriptum.com

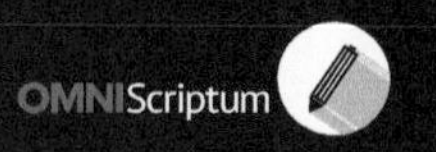

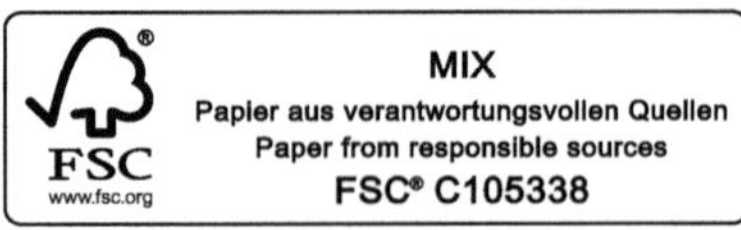

Printed by Books on Demand GmbH, Norderstedt / Germany